エビデンスに基づいた
リンパ浮腫
実践ガイドブック
基本手技と患者指導

監修 北村 薫

へるす出版

● 監 修 の こ と ば ●

　2008年度にリンパ浮腫指導管理料の新設と弾性着衣・弾性包帯が療養費扱いとして保険収載されて以来，がん治療の発展の陰で長い間取り残されていたリンパ浮腫診療は，近年長足の進歩を遂げました。この「リンパ浮腫元年」から10年目となる節目の年に本書を監修する機会に恵まれたことを心から喜ばしく光栄に存じます。

　この間，2009年度より厚生労働省委託事業から発足した「リンパ浮腫研修」は，2013年度より厚生労働省後援「新リンパ浮腫研修」へと展開し，すでに千数百名の修了生を輩出しました。そして2016年度には，「リンパ浮腫複合的治療料」が新設されると同時に，医師，看護師，理学療法士に加え新たに作業療法士が対象職種となり，ついに包括的なリンパ浮腫診療をチーム医療として医療施設で実施する基盤が実現したのです。官報には「リンパ浮腫複合的治療料に関する算定基準」のなかで，「新リンパ浮腫研修」のカリキュラムが「専門的なリンパ浮腫研修に関する教育要綱」として「33時間以上の座学」の基準になったことはご承知のとおりです。さらに日々の臨床課題を共有し，解決を探る切磋琢磨の場として，2016年度に日本リンパ浮腫研究会を母体とした日本リンパ浮腫学会が設立されたのも時代の必然でありましょう。

　本書の目的は「エビデンスに基づいた情報をベター以上の診療につなげること」です。そこで，治療の手順や方法について，随所で「リンパ浮腫診療ガイドライン2018年版」（金原出版）を引用して，「その治療」がEBMに即しているかどうかがすぐにわかるように明記しました。また，必須の情報をすべての対象職種の方に理解していただくために，「難しすぎず，詳しすぎない」を心がけ編集しました。

　本書がリンパ浮腫診療の標準化に少しでもお役立ていただけることを，筆者一同心より願っております。

2018年3月

日本リンパ浮腫学会　副理事長

北村　薫

目 次

基 礎 編

Ⅰ章　心臓と脈管の解剖　　　　　　　　　　1

1 心臓 ……………………………………………… 2
2 脈管系 …………………………………………… 4
3 皮膚 ……………………………………………… 9

コラム
● リンパ管の変性 ………………………………… 10

Ⅱ章　浮腫の生理学　　　　　　　　　　　13

1 浮腫の病態 ……………………………………… 14
2 浮腫の発生 ……………………………………… 21

Ⅲ章　リンパ浮腫の疫学　　　　　　　　　29

1 定義 ……………………………………………… 30
2 分類 ……………………………………………… 30

Ⅳ章　リンパ浮腫の診断　　　　　　　　　47

1 検査 ……………………………………………… 48
2 病期分類 ………………………………………… 55
3 鑑別診断 ………………………………………… 56

V章　リンパ浮腫の治療方針と患者指導　59

1　基本方針 …………………………………………………………… 60
2　リンパ浮腫指導管理（発症抑止） …………………………… 60
3　複合的治療（病状改善・増悪抑止） ………………………… 60
4　病期別の治療方針 ……………………………………………… 62
5　生活指導（セルフケア） ……………………………………… 62
6　セルフエクササイズの指導 …………………………………… 70

コラム
● 複合的治療料の算定基準についての課題 ………………… 63
● 肥満とがんとリンパ浮腫 ……………………………………… 69

実　践　編

I章　圧迫療法　77

1　目的 ……………………………………………………………… 78
2　種類 ……………………………………………………………… 78
3　適応 ……………………………………………………………… 79
4　禁忌 ……………………………………………………………… 79
5　弾性着衣 ………………………………………………………… 80
6　平編みオーダーメイド ………………………………………… 87
7　多層包帯法（MLLB） ………………………………………… 106

コラム
● 弾性着衣の糸の違い …………………………………………… 86
● 圧の一定化のための工夫 ……………………………………… 109
● 筒状包帯の目的 ………………………………………………… 112

目　次

Ⅱ章　用手的リンパドレナージ（MLD）　133

1 目的 134
2 適応と禁忌 134
3 基本手技 135
4 部位・症状別の施術方法 141
5 臨床的応用 149
6 間欠的空気圧迫法（IPC） 169

コラム
- Gate Control説 134
- MLDの起源 136
- リンパ浮腫診療カリキュラムのルーツ 139

Ⅲ章　スキンケア　171

1 スキンケアの基本 172
2 知っておきたい日常生活上の対策 173

Ⅳ章　運動療法と体重管理　179

1 効果的な運動メニュー 180
2 体重管理の基本 189

V章 外科治療　191

1 外科治療 …………………………………………………………… 192
2 その他の治療 ……………………………………………………… 195

VI章 ストレスマネジメントと他症状　197

1 ストレスマネジメント …………………………………………… 198
2 ボディイメージの変化 …………………………………………… 203
3 抑うつ ……………………………………………………………… 204
4 病態別の対応 ……………………………………………………… 206

附　録

① 患者・家族のよくあるQ&A ……………………………………… 210
② 官報 ………………………………………………………………… 221
③ クリニカルパス …………………………………………………… 226

索引 …………………………………………………………………… 228

監 修

北村　　薫	医療法人貝塚病院乳腺外科部長

執 筆 者

北村　　薫	医療法人貝塚病院乳腺外科部長
作田　裕美	大阪市立大学大学院看護学研究科教授
山本　優一	北福島医療センターリハビリテーション科長／理学療法士
吉澤いづみ	東京慈恵会医科大学附属病院リハビリテーション科／作業療法士

リンパ浮腫診療ガイドライン2018年版における
CQの推奨グレード基準

　本書では，『リンパ浮腫診療ガイドライン2018年版』（金原出版）に基づき，疫学や予防，診断や治療におけるCQの推奨グレードを !EBM（evidence based medicine）で本文中に示しています。推奨グレードの基準は以下のとおりです。

1. 疫学・診断に関するCQについては「エビデンスグレード」を示す

Convincing（確実）	発症リスクに関連することが確実と判断しうる十分な根拠があり，予防指導が非常に有効である
Probable（ほぼ確実）	発症リスクに関連することがほぼ確実と判断しうる十分な根拠があり，予防指導が有効である
Limited-suggestive（可能性あり）	「確実」「ほぼ確実」とは判断できないが，発症リスクとの関連性を示唆する根拠がある
Limited-non conclusion（証拠不十分）	発症リスクとの関連性を裏付ける根拠が不十分である
Substantial effect on risk unlikely（大きな関連なし）	発症リスクとしての影響はないと判断しうる十分な根拠がある

2. 治療に関するCQについては「推奨グレード」を示す

A	質の高い十分な科学的根拠があり，積極的に実践するよう推奨する
B	ある程度の科学的根拠があり，実践するよう推奨する
C1	行うことを考慮してもよいが，十分な科学的根拠はない
C2	十分な科学的根拠がないので，推奨ができない
D	有効性を否定する（または患者に害を及ぼす）科学的根拠があるので，実践しないよう推奨する

例　!EBM　弾性着衣の治療効果：B（上肢），C1（下肢）

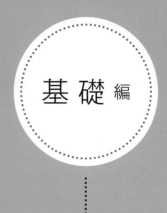

I 章

心臓と脈管の解剖

1　心　臓

解　剖

　心臓の内腔は，強靱な筋肉の壁によって4つの部屋に分かれる。右側の上方にあるのが右心房（右房）でその下に右心室（右室）がある。左側にも同じように左心房（左房），左心室（左室）がある。

　この4つの部屋のなかで右房と右室，左房と左室は弁を介して血液が流れるようになっているが，左右のユニットはそれぞれ心房中隔と心室中隔によって完全に独立している（**図Ⅰ-1**）。

機　能

　心臓は，血管系の閉鎖回路において，血液の流れを司るポンプの役割を果たしている。

　心臓から送り出される血液が通る管を動脈といい，心臓に戻ってくる血液が通る管を静脈という。この2つの管は，末端で網の目のように交差する毛細血管となって連絡している（**図Ⅰ-2**）。

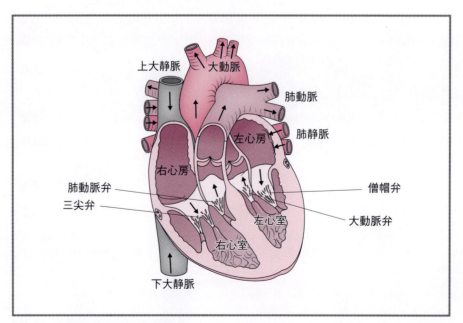

図Ⅰ-1　心臓の内腔と血液の流れ

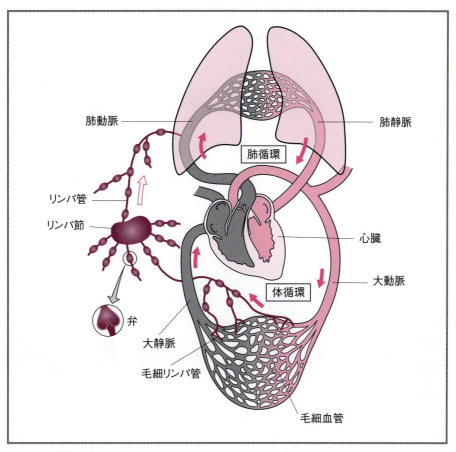

図I-2　脈管のネットワーク

大循環（体循環）と小循環（肺循環）（図I-3）

　左房から左室を経て，血液は大動脈から中程度の血管（動脈）に流れ，さらに枝分かれを繰り返して，組織のすみずみに分布している毛細血管に到達する。

　毛細血管から，間質（細胞と細胞の隙間）に浸み出した酸素や栄養素は細胞に取り込まれ，代わりに細胞が間質に放出した二酸化炭素や老廃物を毛細血管やリンパ管から回収している（大循環）。

　右室から肺動脈を経て肺の毛細血管に入った血液は，ここでガス交換（酸素の補給と二酸化炭素の放出）を行い，酸素濃度が高くなった血液は肺静脈から左心房に戻る（小循環）。

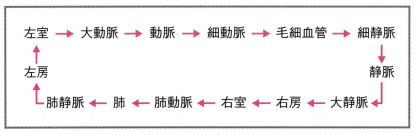

図I-3 血液循環

2 脈管系

脈管系は血液が循環する血管系と，リンパ液が還流するリンパ系に分けられる。

血管系

1 動脈と静脈

　動脈や静脈は血液を運ぶ管の役割をもち，基本的に3層の壁構造となっている（**図I-4**）。動脈血は心臓からの強いポンプ圧の勢いで運ばれていくが，末梢から中枢に戻ってくる静脈の圧は弱いので，内腔のところどころに付いている弁がその流れを一定方向に保つようにサポートしている。血液の循環は高圧の動脈系から順に，毛細血管，静脈系へと注ぎ，約10秒で1循環する。

2 毛細血管

　毛細血管では組織の末梢で動脈血と静脈血が融合してガス交換や物質交換が行われる（図I-2）。
　毛細血管での物質交換は直接的ではなく，細胞と細胞の間を満たす組織液（間質液）を経て行われるため，酸素や栄養分が浸み出しやすいように1層の内皮細胞のみからなる。
　組織間隙は内部環境とも呼ばれ，細胞機能の維持に不可欠な物質の交換が行われる場であり，この環境の恒常性を保つことが生命維持に不可欠である。毛細血管では，漏出した体液のすべてを回収することはできない。

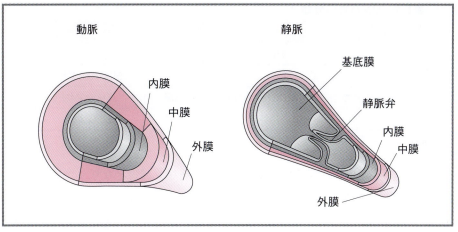

図I-4　血管壁の種類

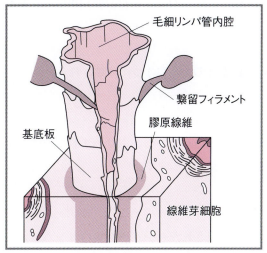

図I-5　毛細リンパ管

リンパ系

1　リンパ管

　血管系が閉鎖回路であるのに対して，リンパ系は「回収しては戻る」を繰り返す輸送を行っている。

　毛細血管の傍らから始まる毛細リンパ管の直径は15〜75μmで[1]，その末端に繋留フィラメント（anchoring filaments）と呼ばれる非常に細い線維が存在し，毛細リンパ管を固定している（**図I-5**）。繋留フィラメントが引っ張られると毛細リンパ管の壁に隙間ができ，そこから毛細血管（静脈側）では吸収されにくい分子量の大きなタンパク質（主にアルブミン）などを水と一緒に回収する[2]。組織液の還流率は80〜90％が血管から吸収され，10〜20％は毛細リンパ管から回

表 I-1　リンパ管の分類

	直径	構造	弁
毛細リンパ管	15 ～ 75 μm	1層	なし
細小リンパ管			部位によってあり
集合リンパ管	100 ～ 200 μm	3層	あり（2尖弁）
リンパ本幹		3層	あり（2尖弁）

収される[3]。毛細リンパ管はやや径の大きな細小リンパ管となり，さらに合流して集合リンパ管となる。集合リンパ管の太さは100 ～ 200 μmで，静脈のように液体を一定方向に促す弁（多くは二尖弁）を有する。さらに太いリンパ管には血管と同じように3層の膜構造が備わっている。こうしていくつかの関所であるリンパ節を通りながら太くなっていき，最終的には左右の静脈角に流入する[4]。

1.　リンパ管の分類

　リンパ管は構造の違いから，**表 I-1**のように4つに分類される。

①　毛細リンパ管

　リンパ管の始まりで，組織液を取り込んでいる。取り込まれた組織液はリンパ管の中に入るとリンパ液と名前を変える。

②　細小リンパ管

　細小リンパ管は毛細リンパ管で産生されたリンパ液を集合リンパ管に運ぶ管である。毛細リンパ管より少し太くなるが，まだ弁がついていないものが多く，流れに方向性はない。

③　集合リンパ管

　壁構造が3層になり，平滑筋も備わっているので，自律的な収縮がみられる。

　また，管内には逆流を防止する弁も備わり，　方向への輸送を可能にしている（弁は，集合リンパ管では1 ～ 2 cmごとに，胸管では6 ～ 10 cmごとに存在し，弁と弁の間をリンパ管分節と呼ぶ）。

　一方，組織における局在で分類すると浅（層）リンパ管と深（層）リンパ管とに分けられる。

　浅層リンパ管（**図 I-6**）は表皮直下の真皮から始まり，皮下組織までに分布するリンパ管で，用手的リンパドレナージはこの層にあるリンパ管を利用して組織液をリンパ液に変える方法である。

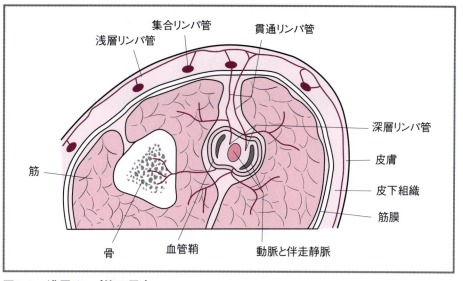

図I-6 浅層リンパ管の局在
(Földi M, et al：Földi's Textbook of Lymphology：for Physicians and Lymphedema Therapists, ELSEVIER, Amsterdam, 2006, p16.より引用・改変)

2. リンパ液の流れ

　リンパ管はリンパ節を通過しながら合流を繰り返し，リンパ本幹（左右頸リンパ本幹，左右腰リンパ本幹，左右鎖骨下リンパ本幹，腸リンパ本幹，右気管支リンパ本幹および各リンパ本幹）を形成する。

　腸リンパ本幹，腰リンパ本幹は第二腰椎全面で胸管を形成する。この合流部の膨らんだ部分を乳び槽という。胸管は胸腔に入って，左頸リンパ本幹と鎖骨下リンパ本幹が合流し，鎖骨下静脈と内頸静脈の合流部（静脈角）に開口してリンパを静脈内に注ぐ。右上肢，右頸部，右頭部，肺からきたリンパ液は右リンパ本幹に流入し，右の静脈角に注いでいる。

　胸管の長さは成人で40 cmほどあり，数カ所ごとに弁を有する（**図I-7**）。

3. リンパ液の還流速度

　心臓が，その強いポンプ力で約10秒に1循環するのに対して，リンパ系が毛細リンパ管から回収したものを静脈まで運ぶ輸送時間は10時間程度も要する。

2 リンパ節

　リンパ節はリンパ管の通過点であり，全身に約600～800個存在するといわれる。扁平な円形，またはソラマメ形をしており，直径が2～30 mmの実質性器官である。

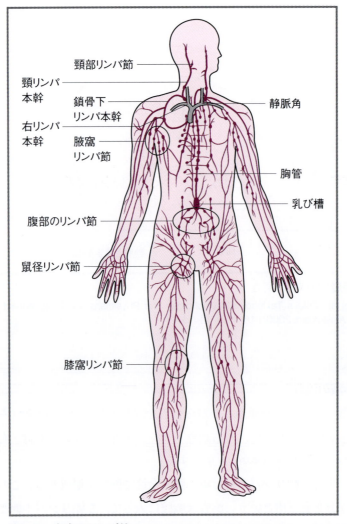

図I-7　全身のリンパ管

　凸側には数本の輸入リンパ管が，凹側（リンパ門）には輸出リンパ管があり，周囲は強靱な被膜に包まれ，内部は網の目状にリンパ球を多数存在させている細網組織と，リンパ球の集まるリンパ小節からなる。リンパ小節は中心部（胚中心）でBリンパ球が増殖しており，免疫機能を担う。髄質ではリンパ洞は濾過装置として働き，リンパ球は細胞性免疫に関与するT細胞と抗体産生を司るB細胞およびナチュラルキラー細胞（NK細胞）からなり，マクロファージや好中球と共同で生体防御機能を果たす。リンパ液がリンパ洞を流れる過程で，細菌やその他の有害物を取り込み静脈血に入ることを防いでいる（図I-8）。

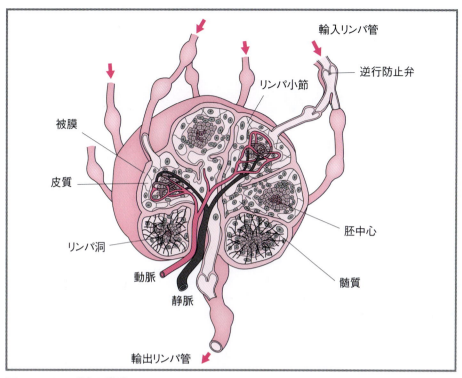

図I-8 リンパ節の構造

3 皮膚

皮膚の構造と機能

1 皮膚（図I-9）

ヒトの全身を覆う皮膚は成人で約1.6m²，重量は体重の約16％を占める人体最大の臓器であり[5]，外界と直接接触するために必要ないくつかの機能をもっている。

①保護
②水分の喪失や透過の防止
③微生物，物理化学的刺激からの保護
④体温の調節
⑤感覚器としての働き
⑥塩分の排泄
⑦ビタミンDの合成

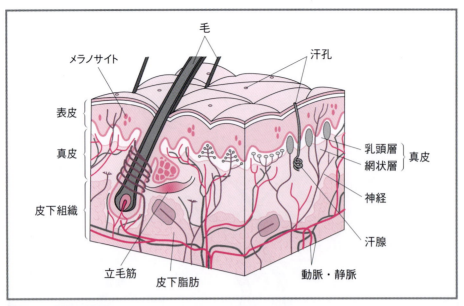

図Ⅰ-9 皮膚の構造

> **コラム**
>
> ### リンパ管の変性
>
> 健常なリンパ管の構造は本章で解説されているとおりであるが，リンパ浮腫におけるリンパ管は構造そのものが変化する場合がある。表は正常，肥厚，狭窄，閉塞を示している。
>
> **集合リンパ管の免疫染色所見による分類**
>
> | 種類 | 正常 | 肥厚 | 狭窄 | 閉塞 |
> |---|---|---|---|---|
> | immunostaining | | | | |
> | α-SMA | | | | |
> | podoplanin | | | | |
>
> うっ滞による内腔の拡張，筋層の肥厚による内腔の狭窄，閉塞と変性する
> （Mihara M, et al：Pathological steps of cancer-related lymphedema：Histological changes in the collecting lymphatic vessels after lymphadenectomy. PLoS One 7：e41126, 2012. より引用）

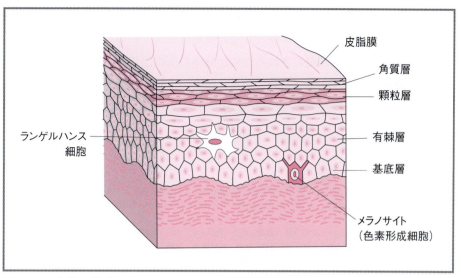

図Ⅰ-10　表皮の構造

2　表　皮

　表皮は重層扁平上皮からなり，角質層，淡明層，顆粒層，有棘層，基底層を合わせて表皮と呼ぶ（**図Ⅰ-10**）。表皮の厚みは0.2 mm程度で，ラップフィルムのように体表面を覆っており，水分が奪われないようにしている。

　また，正常な状態の皮膚はほとんどの細菌やウイルス，その他の異物が体内に侵入するのを防いでいる。

　古くなった角質層はフケや垢として落ちていき，下から新しい角質が再生して約28日の周期でターンオーバーしている。

3　真　皮

　真皮は表皮と皮下組織の間にある線維性結合組織でできた厚い層で，乳頭層，乳頭下層，網状層からなり，厚みは表皮の15〜40倍である。コラーゲン（膠原線維）が70〜90％を占め，エラスチン（弾性線維）とともに網目状に走行し，これが皮膚の弾力を作り出している。

　表皮に接するところ（乳頭層）ではその名のとおり無数の乳頭が突出し，毛細血管や毛細リンパ管，感覚神経終末（触覚，圧覚，痛覚，温覚，冷覚などの皮膚感覚を担う）がみられる。リンパ管は真皮乳頭の下にあり，組織液を集めて血液循環に戻すとともに，ランゲルハンス細胞をリンパ節に輸送する。

4　皮下組織

　皮下組織内は疎性結合組織と脂肪組織（皮下脂肪）からなり，真皮と筋膜に挟

まれている。身体を外気の熱や寒さから守り，クッションのように身体を保護する役割や，エネルギーの貯蔵部位としての役割を担っている。

厚さは皮下脂肪の量に左右されるため，身体の部位，年齢，栄養状態によってかなり異なっている。例えば眼瞼は非常に薄いが，腹部や殿部は場合によって数cm以上にもなる。

〈文献〉

1）Casley-Smith JR：The efficiencies of the initial lymphatics. Z Lympologie 2：24〜29, 1978.
2）Leak LV, Burke JF：Ultrastructural studies on the lymphatic anchoring filaments. J CellBiol 36：129〜149, 1968.
3）加藤征治，須網博夫：新しいリンパ学；微小循環・免疫・腫瘍とリンパ系. 金芳堂，東京，2015.
4）鉤スミ子：リンパ管；形態・機能・発生. 大谷修，他編，西村書店，新潟，1997, pp296〜299.
5）清水宏：あたらしい皮膚科学. 中山書店，東京，2005.

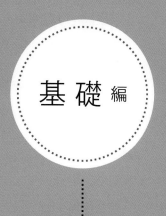

Ⅱ章

浮腫の生理学

1 浮腫の病態

　ヒトの脈管系は，血管系（動脈，静脈，毛細血管）とリンパ系である．なかでも，血管における物質交換などの生理学的な役割は，毛細血管が担っている．毛細血管では，動脈側で水などが血管外に漏出し，静脈側とリンパ管にて回収して恒常性を保つ役割を果たしている．つまり，毛細血管でも動脈側では水などが漏出し，静脈側では再吸収され，さらに静脈で回収しきれなかったものをリンパ管が回収していると考えられている（**図Ⅱ-1**）．この物質の移動にかかわるメカニズムについて，以下に説明する．

物質交換のメカニズム

　ヒトの身体は約60％が水分であり，身体の構成単位である細胞は半透膜である細胞膜によって内液と外液に分けられている．なお，形質膜はリン脂質などの脂質から形成されており，極性物質は膜を介して容易に移動できないために，水溶液に濃度勾配が生じる[1]．この濃度勾配が，身体の中で起こる物質交換の駆動力として重要な役割を果たしている．そのため，物質交換のメカニズムを理解するためには，いくつかの化学反応を理解する必要がある．

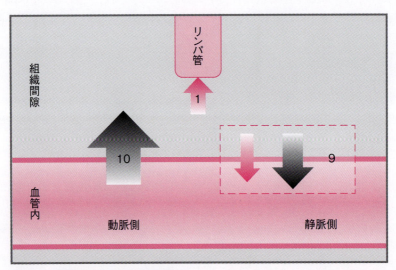

図Ⅱ-1　毛細血管での水の移動
毛細血管では，動脈側で水が「10」漏出し，静脈側で「9」回収され，残りの「1」をリンパ管が回収する

1 拡散（diffusion）

　水溶液では，溶質分子が溶液中を自由に分散して移動することが可能であり，濃度を均一にしようとする性質がある。この過程を拡散（diffusion）という。溶液における拡散の速度は温度や濃度などに依存し，これらは拡散係数（diffusion coefficient）によって示される。

2 濾過（filtration）

　水溶液が半透膜を介して水を移送する際に，分子量が大きい粒子は膜の孔の大きさに依存して移動が制限される（サイズバリア）。この過程を濾過（filtration）という。ヒトの体内における代表的な半透膜は細胞膜や毛細血管である。つまり，水やグルコースなどの小分子は半透膜を通過できるが，血漿アルブミンなどのタンパク質は大分子のため，半透膜を通過することはできない。なお，このときの水の移動は半透膜で区切った溶液の濃度勾配が駆動力となる。

3 浸透（osmosis）

　異なる濃度の水溶液を半透膜で仕切った場合，濃度勾配を駆動力として水は半透膜を通過し，濃度を一定にしようとする。この過程を浸透（osmosis）という（**図Ⅱ-2**）。

　また，溶質の通過を半透膜にて隔てられた状態で，水が拡散しようとする圧力を浸透圧（osmotic pressure）という（**図Ⅱ-3**）。血漿の浸透圧は約290 mOsm/Lで，その大部分が血漿中に溶解している電解質によって維持されている。血漿浸透圧と等しい溶液を等張液といい，ヒトでは0.9％食塩液の浸透圧がこれに相当する。

　前述したように，血漿タンパクは分子量が大きいため半透膜を通過できず，血

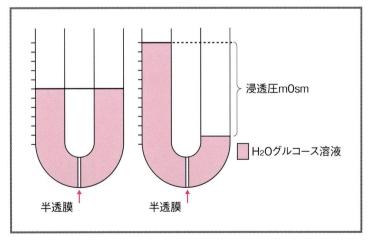

図Ⅱ-2　浸透圧

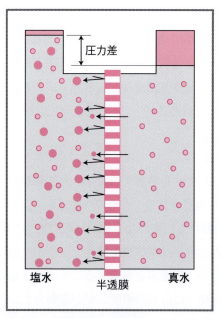

図Ⅱ-3　浸透圧のメカニズム

漿浸透圧の発生を担っている。血漿タンパクによる血漿浸透圧を膠質浸透圧といい，約28 mmHgである。血漿タンパクには多くの種類があるがアルブミンの分子数が他よりはるかに多いため，膠質浸透圧はアルブミン濃度によって上下する。

4 スターリングの仮説（Starling's hypothesis，図Ⅱ-4）

　溶液は溶質（この場合，タンパク質）の濃度が低いほうから高いほうに移動する性質があり，血管内は血管外よりタンパク濃度が高いので，水は血管内に移動しようとする。

　一方，血管内の圧力（静水圧[註]）によって，水は血管外に移動しようとする。つまり，水の実際の移動は，静水圧による血管外への移動と浸透圧による血管内への移動のバランスで決まる。

　動脈側の「静水圧：血管圧」は毛細血管で約35 mmHg（血管外に出そうとする力）で，アルブミンなどタンパク分子による膠質浸透圧（血管内に引き込もうとする力）は約25 mmHg（組織圧5 mmHgを含む）である。したがって，この圧

[註]静水圧：静止した水の中に働く力のことで，水の重さによって生じる圧力をいい，流体において重力による収縮と圧力勾配による膨張とが釣り合った状態である。静水圧には重要な2つの性質がある。
　① 静水圧は面に対して常に直角に働く
　② 水中のある点における静水圧の強さはすべての方向で等しい

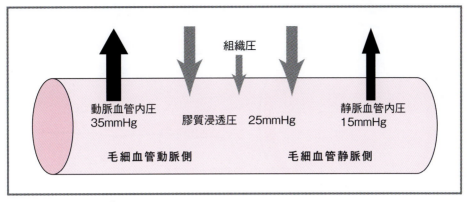

図Ⅱ-4　スターリングの仮説

差10 mmHg分が組織間へ移行する（血管外漏出）。

$$25\ \text{mmHg} = (血漿膠質浸透圧28\ \text{mmHg} - 間質膠質浸透圧8\ \text{mmHg} + 組織圧5\ \text{mmHg})$$

　一方，静脈側では，静水圧が約15 mmHgに下がっているが，膠質浸透圧は変化しないため，逆に10 mmHgの圧差により血管内に引き戻すことになる（再吸収）。これらの保持量を超えた水分はリンパ管に流れ込むことで制御される。

　以上より，水分の移動は「動脈側 → 細胞 → 静脈側」へと流れるというのが毛細血管におけるスターリングの仮説である。

物質移動における毛細血管の役割（図Ⅱ-5）

　毛細血管壁は半透膜であり，拡散や浸透などによって血管内外の物質交換を行っている。毛細血管の基本構成要素は内皮細胞，基底膜，外周膜（周皮細胞を含む）の3つである。壁構造は器官による差が大きい。毛細血管の構造は，内皮細胞の2〜3個が一部重なり合うように筒状の脈管を形成しており，その周りを基底膜などが覆う非常に薄い構造になっている。また，脈管の直径は7.5 μm程度であり，血液中の赤血球よりも細いものもある。ただし，肝臓や腎臓などでは水や物質などの濾過と吸収がさかんに行われており，毛細血管の構造もそれに対応して毛細血管壁に大きな孔が開いた構造となっている。

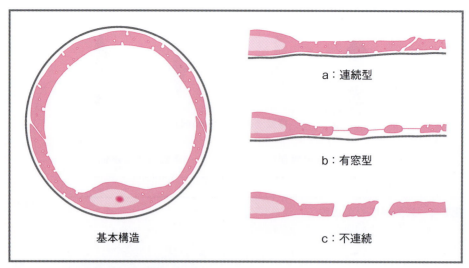

図Ⅱ-5 毛細血管の基本構造と各型

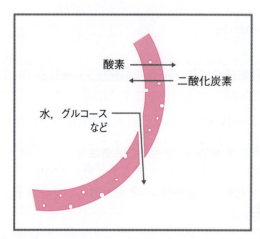

図Ⅱ-6 連続型毛細血管（continuous capillary）

1 連続型毛細血管（図Ⅱ-6）

　骨格筋などに存在するもっとも一般的なタイプである。2〜3個の内皮細胞が環状になるよう結合しており，重なり合った内皮細胞間にわずかな隙間があるのみである。そのため，水やグルコースなどの小分子はその隙間を介して物質が移動することができる。なお，酸素や二酸化炭素などのガスは毛細血管を貫通することで，血管内外での物質交換が可能である。

2 有窓型毛細血管（図Ⅱ-7）

　外分泌腺や腎糸球体などに存在し，大量の水などの移動（濾過と吸収）を行う組織では発達している。内皮細胞の一部がきわめて薄くなっており，この部分に細胞体を貫く，大きさがほぼ一様な小孔がほぼ等間隔に並んでいる[1]。なお，こ

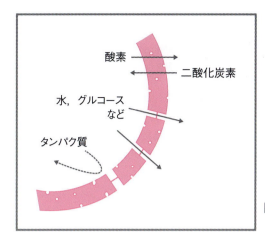

図Ⅱ-7　有窓型毛細血管（fenestrated capillary）

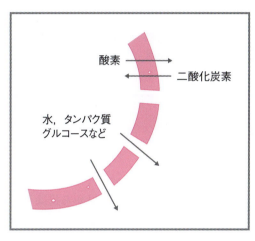

図Ⅱ-8　不連続型毛細血管（discontinuous capillary）

の孔にはそれを埋めるような膜状のもの（隔膜；diaphragm）が存在する。孔ではサイズバリア，隔膜ではイオンバリアの役割を果たす。そのため，水や小分子の物質はよく通し，タンパク質などの大分子はバリアで通過できない。

3 不連続型毛細血管（図Ⅱ-8）

大分子であるタンパク質が通過できるほどの大きな孔が開いており，肝臓や脾臓，骨髄でみられるタイプである。基底膜もところどころ，あるいは全面的に欠如している。したがって，透過性はもっとも高く，大きい分子であるタンパク質もここを通って出入りができる。

リンパ管の役割

リンパ管は，毛細血管の動脈側にて濾過された水を静脈側毛細血管とともに回

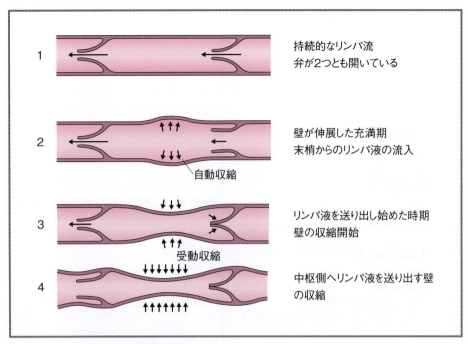

図Ⅱ-9　リンパ管の自動収縮と受動収縮

収する働きを担っている（図Ⅱ-6）。さらに，分子量が大きく毛細血管では吸収できないタンパク質や脂質などの吸収や，抗原なども間質スペースから排除してリンパ系臓器（胸腺，脾臓，扁桃，リンパ節など）とともに免疫機能としても重要な役割を果たしている。

　リンパ管には，外壁に備わった平滑筋によってリンパ管分節が起こす自動収縮と，近隣の動脈拍動や筋収縮によるポンプ作用で起こる受動収縮があり，これらの収縮によってリンパ液が滞ることなく流れるようになっている（**図Ⅱ-9**）。

毛細血管における物質の移動

　毛細血管における物質の移動（**図Ⅱ-10**）は，圧力が駆動力となっている。この現象にかかわる圧とは，物理的な圧力である血圧と組織圧，化学的な圧力である浸透圧である。

1 物理的な圧力（血圧と組織圧）

　血圧とは，血管内から血管外に向けてかかる圧力であり，毛細血管は半透膜の性質を有するため，水は血管外へ移動する力（漏出）として働く。とくに動脈側の毛細血管は圧力が高いために水が移動しやすく，血圧が低い静脈側では移動す

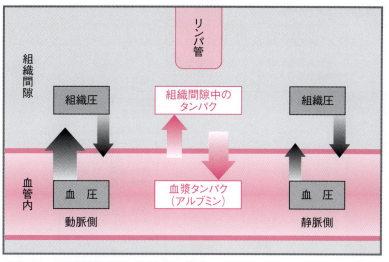

図Ⅱ-10　毛細血管における物質の移動
物理的な圧力として血圧と組織圧，化学的な圧力として膠質浸透圧が関与している
左右：物理的な圧力
中央：化学的な圧力

る力が弱い。
　一方，組織圧は血管外から血管内に向かう圧力であり，毛細血管内に水を移動させる力として働く。なお，組織圧は基本的には毛細血管の動脈側と静脈側に等しく働くことになる。

2 化学的な圧力（浸透圧）

　浸透圧のなかでも，タンパク質の濃度勾配に起因した浸透圧を膠質浸透圧という。血液には，アルブミンなど多くのタンパク質が存在する。一方，組織液にもタンパク質は含まれているが，血管内のタンパク質濃度とは明らかな差がある。そのため，濃度勾配を駆動力とした膠質浸透圧は結果として血管外に水を移動させる力を生み出す。

2 浮腫の発生

　浮腫の発生には，pressure（静水圧），protein（タンパク質），permeability（透過性），paresis（麻痺），pendency（下垂）の5つのPが関与する。このなかでもparesisについては，筋ポンプ作用の低下がもたらす循環不全が要因の1つで

表Ⅱ-1　浮腫の要因と分布

		浮腫の要因			
		毛細血管壁の障害（血管透過性の亢進）	毛細血管圧の上昇	血漿膠質浸透圧の不均衡（低アルブミン血症）	リンパ循環不全
浮腫の分布	全身性	・血管炎 ・炎症 ・アナフィラキシー	・心不全 ・腎不全 ・妊娠	【産生低下】 ・肝硬変, 低栄養 【排泄増加】 ・ネフローゼ症候群 【消費亢進】 ・悪性腫瘍, 感染症 ・甲状腺機能低下症 【吸収不良】 ・吸収不良症候群 ・アミロイドーシス	
		薬剤性		【その他】 ・多発性骨髄炎	
	片側性 局所性	・熱傷 ・蜂窩織炎 ・蕁麻疹 ・血腫 ・外傷	・肥満 ・静脈閉塞 ・慢性肺炎		リンパ浮腫

はあるが，まだ不明な点も多い。

浮腫の種類（全身性と局所性）

　浮腫は，それを引き起こす要因に依存して症状が全身性に出現する場合と限局性の場合がある。一般的に，内科系疾患の場合には全身性に出現する場合が多い（**表Ⅱ-1**）。

1 全身性浮腫

1. 心性浮腫

　心不全とは，冠動脈疾患障害などにより心臓のポンプ機能が低下し，体組織の代謝に見合う十分な血液を供給できない状態を指す。主に右心系の障害でみられ，心拍出量が低下すると代償反応により循環血液量が増加し，両心房圧が高まるためにうっ血症状をきたし，末梢抵抗が増加する。そのため，毛細血管での濾過量が増加し浮腫を生じる。左心系の障害の場合には，心拍出量の低下によって肺うっ血をきたし，肺にある毛細血管の濾過量が増加する（肺水腫）。さらに，肺に流入する肺動脈にもうっ血を生じ，右心系にもうっ血症状を呈するために下腿などにも浮腫を呈することになる。

　また，心性浮腫の特徴として，下腿前面にみられる浮腫が夕方になるにつれ増

強し，圧痕（pitting）がみられる。

2．腎性浮腫

　腎性浮腫の原因としては，大きく分けると低アルブミン血症（低タンパク血症）による血管内方向への膠質浸透圧の低下と，腎臓での排泄機能低下によるナトリウムや水などの体内貯留が原因である。

　ネフローゼ症候群では，糸球体の障害のため大量の血漿タンパクが尿中に排出されてしまう。その結果，低アルブミン血症をきたし，膠質浸透圧による血管内へ水吸収の駆動力が低下し，浮腫を呈する。

　慢性腎不全では，糸球体濾過量（glomerular filtration rate；GFR）が低下し，体内の余分なナトリウムや水を排泄できずに貯留してしまうため，浮腫を呈する。

　腎性浮腫は，皮下組織が比較的薄い眼瞼から症状が始まり，下腿や全身に症状を呈することが多い。

3．肝性浮腫

　肝硬変や肝がんの末期では，肝機能低下によりタンパク質の合成機能が低下し，低アルブミン血症となる。そのため，血管内方向への膠質浸透圧が低下し，全身性に浮腫を呈する。

4．内分泌性浮腫

　内分泌による浮腫の発生の原因は，甲状腺と副腎に起因することが多い。甲状腺機能が亢進すると，過剰に代謝機能が亢進するために低アルブミン血症をきたす。そのため，血管内への膠質浸透圧が低下し，浮腫を呈する。逆に，甲状腺機能が低下すると間質のムコ多糖類がタンパクと結合して増加し，間質ゲル自体が増加する。

　また，クッシング症候群（下垂体性ACTH過剰分泌）でも浮腫はみられる。

5．薬剤性浮腫

　薬剤そのものによる浮腫と，薬剤により腎機能障害をきたすために生じるものとがある。浮腫を呈しやすい薬剤には，カルシウム拮抗薬（とくにニフェジピン）や非ステロイド系消炎鎮痛薬（インドメタシン，イブプロフェンなど）があげられる。これらの薬品は高齢者に対して頻繁に処方されており，しかも長期的に使用されることが多い。その他にも，血管拡張薬（ヒドララジンなど）や中枢神経系作用薬（イミプラミンなど）によっても浮腫をきたしやすい[2]。

　さらにタキサン系抗がん剤（とくにドセタキセル）も浮腫を生じるが，全身性

の浮腫が改善したあとも患肢に浮腫が残り，しばしばリンパ浮腫を併発するため注意が必要である[3]（p206参照）。

6. 栄養障害性浮腫

　低栄養状態などにより低アルブミン血症状態に陥ると，血症膠質浸透圧が減少する。このため，血管内への水分吸収量が減少し，血管外に移動して浮腫を呈する。

2 局所性浮腫

1. 静脈性浮腫

　静脈還流不全に伴い，末梢静脈圧が上昇した結果，毛細血管からの漏出量が増加することによって浮腫を呈する。なお，局所性浮腫の多くは静脈性のものである。なかでも，深部静脈血栓症（deep vein thrombosis；DVT）による浮腫は臨床場面で多くみられる病態であり，股関節や膝関節の人工関節置換術の手術を行うと，術後に約40％の患者がDVTを発症するともいわれていた。近年では，予防に関するさまざまな取り組みがなされ減少傾向にはあるものの，十分に注意すべき病態である。その他にも，静脈瘤や不動による筋ポンプ作用の低下が原因で静脈還流不全が起こり，浮腫を呈することも多い。

2. リンパ浮腫

　先天的な要因によって引き起こされる原発性のものと，フィラリア感染症やリンパ節の郭清によって引き起こされる続発性のものがある。いずれにせよ，リンパ系の機能が十分に機能しないために，間質に水やタンパクなどが慢性的に蓄積した結果引き起こされる病的な浮腫である。

3. 脂肪性浮腫

　片側または両側の下肢にみられ，異常な脂肪沈着による浮腫であり，リンパ浮腫が混在していることも多い。また，足部には浮腫がみられないのも特徴である。

4. 炎症性浮腫

　炎症時には，肥満細胞から放出されるヒスタミンなどの化学物質の作用により血管の拡張，血管透過性の亢進が引き起こされるために浮腫を呈する。また，発痛物質として知られているブラジキニンは，ヒスタミンの15倍に及ぶ血管透過性亢進作用があるといわれている[2]。

5. 血管神経性浮腫

肥満細胞から遊離された化学物質により，血管神経に過剰な興奮が起こる。結果，毛細血管の透過性が高まり真皮深層，皮下組織，皮膚以外の臓器，組織などに一過性の浮腫が生じる。顔面とくに口周囲，眼窩部，前腕，手背などに好発する。気道に生じたときには嗄声・呼吸困難などを，消化管に生じた場合には悪心・腹痛などをきたす。小児期から壮年期に多く，老人にはまれである。

6. 廃用性浮腫

健常人においても，長時間同じ姿勢を取り続けたことにより下腿に浮腫を呈することがある。これは，廃用症候群（生活不活発病）の1つであり，とくに下肢筋力の低下により筋ポンプ作用が低下し，さらには活動性の低下による場合も多い。

浮腫の原因

通常では，毛細血管での水の濾過量と吸収量のバランスが保たれており，組織間隙に過剰な水が貯留することはなく，平衡状態が保たれている。しかし，平衡状態が崩れると間質に過剰な水が貯留し，浮腫として症状が現れる。

浮腫の発症は，何らかの要因によって組織間隙に過剰な水分が貯留していることを意味する。この要因を大別すると，①有効吸収量は正常であるが有効濾過量が増加している場合，②有効濾過量は正常であるが有効吸収量が低下している場合，③有効濾過量と有効吸収量のいずれも低下している場合に分けられる（**図 II-11**）。

さらに詳細に要因をみると，以下の4要因に分類される。

1 毛細血管壁の障害（毛細血管壁の透過性亢進）

毛細血管壁の障害は，もっとも一般的な浮腫の原因である。毛細血管に外力が加わると，毛細血管壁が損傷する場合がある。その結果，毛細血管壁に孔（隙間）が開いてしまい，水分が漏れ出しやすい状態となってしまう。また，ヒスタミンやブラジキニンなどの化学物質は，血管壁を形成する平滑筋を収縮させることによって内皮細胞間に隙間を形成してしまう。そのため，この隙間から水が漏れやすくなってしまう。つまり，外力や化学物質によって毛細血管壁が障害されると，血管透過性は亢進してしまうため浮腫を引き起こす要因となる（**図 II-12**）。

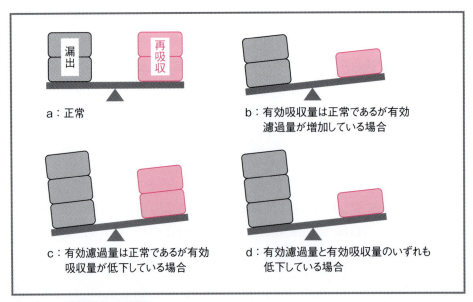

図Ⅱ-11　浮腫発症の概要

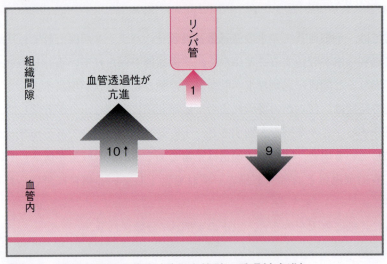

図Ⅱ-12　毛細血管壁の障害（毛細血管壁の透過性亢進）

2 毛細血管圧の上昇

　毛細血管圧の上昇は，血管外へ水が移動するための駆動力を増強し，その結果として濾過量が増大する。この圧の上昇は，静脈圧の上昇に起因することが多い。
　ヒトは二足歩行動物であるために，とくに下肢において重力の影響を多大に受ける。下肢血圧は，臥床状態と比較すると立位では静水圧として74 mmHg程度加わるために血圧が上昇する。さらに，下肢の静脈循環ならびにリンパ循環は筋ポンプ作用などの外力も利用して循環を行っているため，長時間活動を伴わない立位を保持すると足が腫大する（**図Ⅱ-13**）。

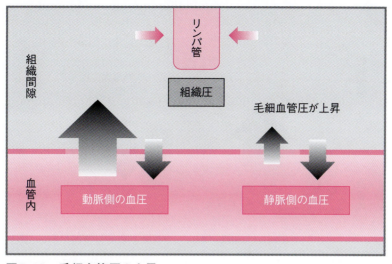

図Ⅱ-13 毛細血管圧の上昇

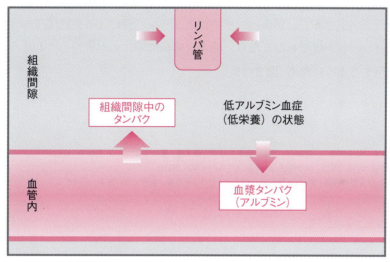

図Ⅱ-14 膠質浸透圧の不均衡

3 膠質浸透圧の不均衡

　膠質浸透圧による水の移動は，結果として血管内に水分を吸収する働きを担う。しかし，血漿タンパク濃度が低下すると，毛細血管への吸収量が減少するため，結果として組織間隙に水が過剰に貯留してしまう。すなわち，血漿タンパク生成の低下（重篤な肝機能障害，栄養失調），血漿タンパクの喪失（ネフローゼ症候群の際の尿中排出），血液の希釈に続発することが多い[1]（**図Ⅱ-14**）。

4 リンパ循環不全

　がんの治療として，放射線療法やリンパ節郭清を行ったことにより，リンパ管

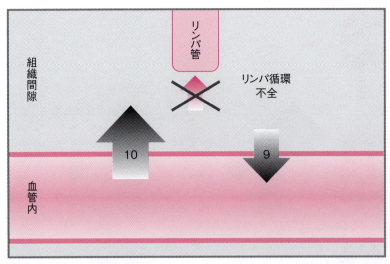

図Ⅱ-15 リンパ循環不全

の機能低下が生じることが多い。その結果，リンパ管による組織間隙の水やタンパクなどの回収が機能しなくなり，徐々に組織間隙に水が貯留してしまうことで浮腫を呈するようになる（**図Ⅱ-15**）。

〈文 献〉
1）大橋俊夫：血液循環. 小澤瀞司, 他編, 標準生理学, 第7版, 医学書院, 東京, 2010, pp589〜616.
2）小野部純：浮腫の基礎. 理学療法のあゆみ 21：32〜40, 2010.
3）日本リンパ浮腫学会編：リンパ浮腫診療ガイドライン2018年度版. 金原出版, 東京, 2018.

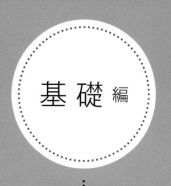

Ⅲ章

リンパ浮腫の疫学

1　定　義

　　リンパ浮腫では，動脈と静脈における供給・回収のバランスは保たれているが，もう1つの回収機能を有する脈管系である「リンパ系」に何らかの機能不全が生じている。そのため，リンパ管において大きな分子（主にアルブミンなどのタンパク）の回収に支障が生じた場合，タンパクに結合しやすい水分子もともに引き寄せられて組織間隙に滞ることとなり，結果としてリンパ管内へと回収されなかった高タンパクの組織液が組織間隙に停滞，蓄積する状態となる。その顕微鏡学的な特徴は「線維化と異常な脂肪沈着」である。

　　リンパ浮腫の診断基準は画一化されていないため，患者人口の正確な把握は不可能であるが，世界的にもっとも多いのはフィラリア症によるもので，73カ国に約1億2,000万人いるといわれる[1]。一方，先進諸国ではがん治療関連のものが多く，とくに腋窩郭清後の乳がん患者は約半数でリンパ浮腫が発症すると報告されている[2]。最近の研究で肥満とリンパ浮腫は密接に関係することが知られており，体重管理はリンパ浮腫診療のなかで重要な位置を占めるものである[3]。

2　分　類

原発性（一次性）リンパ浮腫

!EBM　原発性リンパ浮腫に対する複合的治療の治療効果：C1

　　発生過程で生じたリンパ系の異常により発症し，発症率は1万人に1人の割合といわれる。従来より発症年齢によって主な3つに分類される〔表現型（phenotype）別の分類もある〕。先天性（出生〜1年以内）と後天性があり，後者がさらに早発性（35歳未満）と晩発性（35歳以上）に分けられる。原発性の発症時期，診療科の多様性などにより，患者人口や治療の実態を正確に把握するのは非常に困難である。20歳未満の原発性リンパ浮腫の頻度は10万人に1.15人，新生児は6,000人に1人の割合で発症しており，男女比はおよそ1：3で，リンパ浮腫患者全体の約10％にあたると推測される。病態の本質は子宮内でのリンパ管の発達

異常と考えられていたが，最近リンパシンチグラフィで，高率にリンパ管の機能障害がみられることがわかってきた[4) 5)]。

▌1 先天性リンパ浮腫

リンパ管形成不全，異形成，弁機能不全などで，明らかな遺伝子異常によるものが報告されている。原発性リンパ浮腫の10〜25％を占め，常染色体優性遺伝で女児に多く，リンパ管の無形成によることが多い。下肢は上肢の3倍の頻度で両側性が多く，成長に伴い改善がみられることがある。主な疾患群を示す。

1. ミルロイ（Milroy）病（VEGFR-3の変異）

家族歴との相関が明らかで，出生時発症例も報告されている。リンパ浮腫は下肢，とくに下腿に多い。

2. リンパ浮腫-睫毛重生症候群（FOXC2の変異）

常染色体優性遺伝疾患である。出生時に重複睫毛をもつことが多く，思春期以降にリンパ浮腫を発症する。

3. 貧毛症-リンパ浮腫-毛細血管拡張症候群（SOX18の変異）

体毛がないかまばらでリンパ浮腫と毛細血管拡張を伴う。

4. クリッペル・ウェーバー（Klippel-Weber）症候群

四肢の広い範囲に血管腫があり，その側の四肢の肥大や長さの延長がみられる。

その他にも，以下のようなリンパ浮腫を伴う症候群が知られるが，詳細は成書に譲る。
- ターナー（Turner）症候群
- クラインフェルター（Klinefelter）症候群
- ヌーナン（Noonan）症候群
- 黄色爪症候群
- 腸リンパ管拡張症
- 肺リンパ脈管筋腫症

▌2 早発性リンパ浮腫

メージュ（Meige）病としても知られる家族性疾患で，35歳未満に発症し，原発性リンパ浮腫のなかでもっとも多い65〜80％がこれに分類される。ほとんど

の発症時期が思春期である。約70％が片側性で左下肢に多い。リンパ管は細くて数が少なく，低形成を示す。女児は男児の4倍多く，初潮の頃の発症が多いことからエストロゲンの関与が示唆されている。

③ 晩発性リンパ浮腫

原発性リンパ浮腫の約10％を占め，もっとも頻度が低く35歳以降に発症する。原因はリンパ管における弁機能不全に起因すると考えられており，先天性か後天性かは判定が困難である。病理学的には過形成を示すことが多く，リンパ管は蛇行して径が大きく数も多い。

原因は特定できないが，妊娠・出産や肥満が契機となることがある。

続発性（二次性）リンパ浮腫

リンパ浮腫を発症する原因が特定できるもので，リンパ浮腫全体の9割以上を占める。

① フィラリア感染

リンパ浮腫発症の原因でもっとも多いのがフィラリア感染であり，アフリカ大陸，アラビア半島南部，インド亜大陸，東南アジアや東アジアの沿岸域，オセアニア，中南米と世界の熱帯，亜熱帯を中心に73カ国に分布し（**図Ⅲ-1**），患者数は1億2,000万人といわれる。フィラリアはバンクロフト糸状虫やマレー糸状虫といった寄生虫がイエカ属などの蚊により媒介されて発症する。

寄生部位がリンパ系であることから，リンパ管は次第に閉塞して最終的には破壊され，リンパ浮腫・陰嚢水腫を引き起こす。駆虫後も虫体への異物反応によって炎症は慢性的に繰り返されて重症化していく。わが国において古くは浮世絵にも，フィラリア症によると思われるリンパ浮腫患者が登場している（**図Ⅲ-2**）が，沖縄県が1980年に出した根絶宣言を最後に，現在フィラリア発症者の報告はない。

② がん治療（手術）
1. 乳がん

年間約9万人が罹患し，約1万4,000人が死亡する。センチネルリンパ節生検の普及に伴い重症のリンパ浮腫発症例は減ったが，日本乳癌学会の研究班によれば術後約半数に1cm以上の患肢の腫大がみられ，センチネルリンパ節生検のみの症例でも約3割に発症していた[6]。

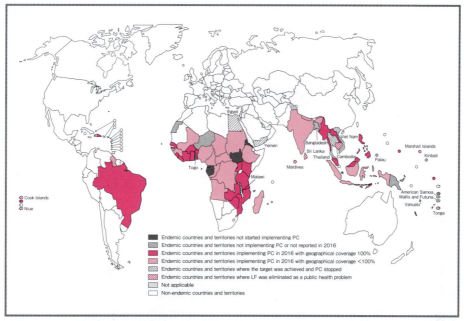

図Ⅲ-1　フィラリア症の分布図
（WHO，2017）

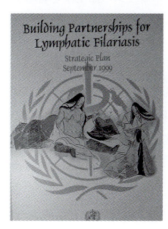

図Ⅲ-2　平安時代の象皮症患者
WHOのマニュアルに引用されている

(1) 主な術式

!EBM　乳房再建術の発症リスク：大きな関連なし

　乳房温存術（乳腺部分切除）と胸筋温存乳房切除術で，最近は後者に乳房再建術を付加する症例が増えているが，乳房再建術はリンパ浮腫の発症因子ではないという報告がほとんどである。

(2) 腋窩リンパ節郭清（**図Ⅲ-3**）

!EBM　センチネルリンパ節生検のうえ行うリンパ浮腫ケアの予防効果：B

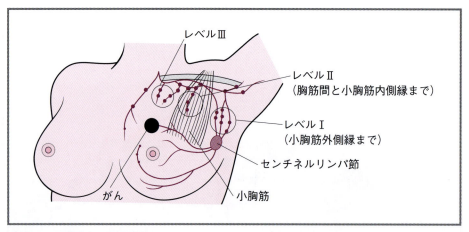

図Ⅲ-3 腋窩リンパ節郭清

　領域リンパ節（所属リンパ節）には小胸筋外側縁までのレベルⅠ，小胸筋背側リンパ節と胸筋間リンパ節（レベルⅡ），小胸筋内縁より内側のレベルⅢがあり，レベルⅡもしくはⅢまでの郭清が行われる場合が多い。近年ではセンチネルリンパ節生検の普及により腋窩郭清を免れる症例も増えてきている。さらに近年では非浸潤がん（0期乳がん）に対してはセンチネルリンパ節生検を省略することが推奨されている。

2. 婦人科系がん

　下肢リンパ浮腫の約80％は婦人科系がんの術後患者ともいわれている。

　国内での報告は術後3年の時点で発症率28％であるが，海外の文献では1〜49％と差が大きい。2015年度の推計罹患数は3万人，死亡数は6,300人である。

① 子宮頸がん

　30〜40歳代に多く，若年層で増加傾向にあり，30歳代にもっとも多い。ヒトパピローマウイルス（HPV）との関係が深く，90％以上ウイルスが検出される。約90％が扁平上皮がんで放射線感受性が高い。

（1）主な術式
・レーザー蒸散術
・円錐切除術：頸部の組織を経腟的アプローチで円錐状に切除
・単純子宮全摘術：子宮だけを切除
・準広汎子宮全摘術：子宮と腟を1cmほど切除
・広汎子宮全摘術：子宮，卵巣・卵管と腟を切除

（2）骨盤リンパ節郭清術

　図Ⅲ-4の②〜⑧（あるいは⑨まで）を両側郭清する。

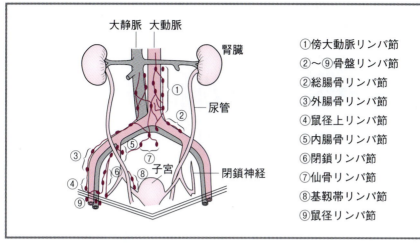

図Ⅲ-4　骨盤のリンパ節
（平井正文：イラストでみるリンパ浮腫の予防と治療．へるす出版，東京，2009，p26．より引用）

② 子宮体がん（子宮内膜がん）

　近年は食生活の欧米化などに伴い増加しており，子宮がん全体の30～40％を占める。約8割がエストロゲン依存性であると考えられる。肥満，閉経が遅い，未出産などが発症の危険因子となる。また，乳がん治療でタモキシフェン（ホルモン剤）の投与や，更年期障害の治療としてエストロゲン単独の補充療法を受けていたりする場合も，発症リスクが高まるといわれている。

　40歳代から多くなり，50～60歳代の閉経前後でもっとも多くなっている。

(1)　主な術式

　0期：単純子宮全摘術＋両側付属器（卵巣・卵管）摘出術
　Ⅰ期：単純子宮全摘術または準広汎子宮全摘術と両側付属器摘出術＋骨盤リンパ節・傍大動脈リンパ節郭清
　Ⅱ・Ⅲ期：（準）広汎子宮全摘術と両側付属器摘出術＋骨盤リンパ節・傍大動脈リンパ節郭清。術後化学療法や放射線療法も併用することが多い
　Ⅳ期：集学的治療が中心で，可能なら手術

(2)　骨盤リンパ節郭清術

図Ⅲ-4の①～⑧（時に⑨まで）を両側郭清する。

③ 卵巣がん

　近年増加傾向にあり，年間罹患数は1万400人，死亡数は4,800人である。

　全体の90％を占める上皮性卵巣がんの好発年齢は40～50歳代で，50～60歳代がもっとも多い。遺伝的関与があるのは5～10％であるが，近親者に卵巣が

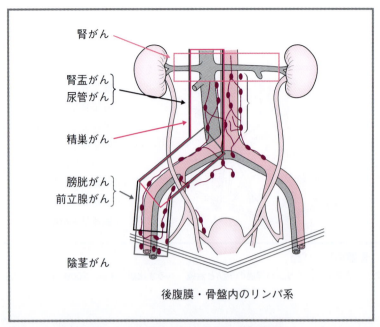

図Ⅲ-5　泌尿器系がんの治療におけるリンパ節郭清

んがあれば，発症率は高くなるといわれる。

　腹腔内への播種による転移が多くみられ，腹水で初めて異常を自覚する場合も少なくない。

　早期発見の有効な方法はない。進行して診断されることが多く，予後不良とされていたが，近年診断法や化学療法の進歩により完全寛解率や生存率の向上がみられている。

　治療方法は可及的な腫瘍摘出と化学療法の併用で，標準術式は単純子宮全摘出術＋両側付属器摘出術＋骨盤リンパ節・傍大動脈リンパ節郭清・大網切除である。

　進行例では必要に応じてS状結腸や直腸の切除を行う。

　放射線療法はほとんど行われない。

3．泌尿器系がん

　手術操作が骨盤前面までの展開にとどまって深部に及ばないため，リンパ浮腫の発症頻度は婦人科系がんや直腸がんなどに比べてかなり低いと考えられており，メタ解析で約5～20％程度といわれる[7]。部位別の治療方針を**図Ⅲ-5**に示す。

4．その他

① 直腸・肛門がん

　リンパ浮腫に関する報告はないが，鼠径リンパ節郭清や側方郭清，放射線照射

表Ⅲ-1 放射線照射と皮膚障害

時期	照射量	症状
照射開始後 2〜3週	20〜30Gy	第1度皮膚炎 赤み・脱毛・皮膚乾燥 ⇒治療後2〜3カ月で回復
照射開始後 4〜5週	35〜45Gy	第2度皮膚炎 著明な赤み・腫大・痛み ⇒色素沈着・皮膚の乾燥状態が残る 　　徐々に正常な皮膚に回復
照射開始後 5〜6週	50〜60Gy	第3度皮膚炎 水疱・びらん・易出血 ⇒皮膚の萎縮・色素沈着・永久的脱毛・毛細血管の拡張・ 　　皮下硬結などが残る
	耐用量以上の 照射	第4度皮膚炎 回復不可能な皮膚潰瘍・壊死（皮膚の欠損） ⇒外科的切除・皮膚移植が必要

（国立がんセンターがん対策情報センター：放射線治療で皮膚障害が起きた場合のスキンケア，2006.
http://ganjoho.jp/public/dia_tre/attention/skincare/housyasen.html より引用）

により発症率が増すと考えられる。

② 悪性黒色腫[8]

上肢：郭清部位は腋窩リンパ節で，リンパ浮腫発症率は1〜39%

下肢：郭清部位は鼠径リンパ節で，リンパ浮腫発症率は6〜66%

3 がん治療（放射線照射）

!EBM 放射線照射＋の発症リスク：確実（上下肢）
放射線照射−の発症リスク：可能性あり（上肢），ほぼ確実（下肢）

　放射線治療は手術による外科治療，抗がん剤などによる薬物治療と並ぶがん治療の3本柱の1つであり，がん細胞に直接作用してDNA二本鎖を切断することによって増殖機能に致死的なダメージを与える。ただし，正常な細胞にも影響は及び，とくに細胞分裂が活発な細胞で構成される部位（皮膚・腸粘膜・骨髄など）は放射線に対する感受性も高く，影響を受けやすい。

　皮膚は盛んに細胞分裂を繰り返す基底細胞を含んでいるため，放射線の影響を受けると角質層の減少・消失を起こす。このため保湿能力が低下し，水分の蒸発・乾燥をきたし，患肢はかゆみを伴うドライスキンとなる。その結果，衣服による摩擦や軽く掻いただけでも皮膚は損傷して感染しやすい状態になる。照射中から照射後にかけて，とくにスキンケアの必要性を指導することが重要である。また，放射線照射による線維性硬化の結果，傷害を受けた毛細リンパ管の再生を妨げるともいわれている（**表Ⅲ-1**）。

表Ⅲ-2　放射線の副作用

急性期
• 倦怠感，食欲不振 • 食欲がなくなる • 貧血，白血球減少，血小板減少 • 皮膚障害（表Ⅲ-1）

晩期
【乳房・胸壁】 • 乳房の硬化，変形 • 肺の線維化 • 上肢リンパ浮腫 • 上腕神経障害，麻痺 • 肋骨骨折 **【腹部・骨盤内】** • 直腸・結腸内腔の狭小化，潰瘍形成，出血 • 膀胱壁の硬化 • 血尿 • 下肢リンパ浮腫 • 卵巣，睾丸への照射による不妊 • 照射臓器の機能低下 **【二次がんの発生】** • 放射線の照射部位における発がん率は，非照射部位に比べて高い（しかし，放射線による抗腫瘍効果は，二次がんの発症リスクをはるかに上回る）

（がん治療.com：放射線治療とは．より引用・改変）

1. 放射線照射の副作用（表Ⅲ-2）

放射線障害の分類方法は以下のとおりである。

（1a）　身体的障害：急性放射線症候群（嘔吐など），白内障などの放射線障害が，その個体に限られて発症するもので，体細胞への影響である。

（1b）　遺伝的障害：放射線被曝を受けた個体の子孫にその影響が現れるものもあり，胚細胞への影響である。

（2a）　確定的影響：確定的影響には閾値が存在し，影響の程度（重症度）が受けた線量に依存する（例：急性放射線症候群のさまざまな徴候，不妊，白内障など）。

（2b）　確率的影響：受けた放射線量の増加に伴い影響の発生率が増加するものをいう。放射線の影響の程度は受けた線量に依存せず，閾値（それ以下では影響が発生しないとされる線量）はない（例：がんや遺伝的影響）。

（3a）　急性障害：被曝後3カ月以内に発現する障害である。

（3b）　晩発性障害：数カ月〜十数年の潜伏期を経て，障害が発現してくるものである。

2. がん治療と照射の適応

続発性リンパ浮腫を生じる主ながんに対する照射療法の位置づけをまとめた。

表Ⅲ-3 乳房温存術後の放射線療法

治療	線源・エネルギー	線量
乳房温存術後 全乳房照射 ブースト*	^{60}Co, 4MV～6MV X線 電子線, X線接線照射	50Gy（2Gy/回） 計25回（5回/週） 10Gy（2Gy/回） 計5回（5回/週）
乳房切除後胸壁照射 鎖骨上照射	^{60}Co, 4MV～6MV X線 電子線	50Gy/25回/5週

＊ブースト：乳房温存手術後に行う放射線療法で，接線照射のあとに追加（boost）で放射線を照射すること

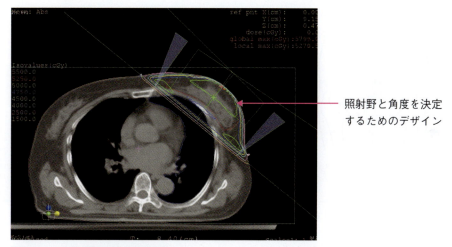

図Ⅲ-6 全乳房照射の照射野

放射線治療は，組織の瘢痕化と線維化によってリンパ浮腫のリスクを増加するが，ほとんどは手術や化学療法と併用されるため，照射を単独に行った後のリンパ浮腫発症についての頻度は明らかでない。放射線の副作用は，照射中から治療終了直後に起こる急性期副作用と，治療終了後数カ月以降に起こる晩期副作用に分けられ，晩期に生じるほど難治性，非可逆性のものが多い。

① 乳がん（**表Ⅲ-3**，**図Ⅲ-6**）

原則として，乳房温存術（乳腺部分切除）後の残存乳房には全例照射する。高齢者では施設によって若干の違いはあるが，標準的には病理学的に切除断端にがんの遺残を認めなければ25回50Gyの全乳房照射を，断端にがんの遺残を認めれば，これに電子線による5回10Gyのブースト照射を加える。

また，腋窩リンパ節転移が4個以上の症例に対しては鎖骨上領域へも照射を追加することが推奨されている。1～3個でも照射したほうがよい場合もある。

ホルモン治療や分子標的薬による治療と同時期に行われることがあるが，化学療法中は照射は行わず，投薬期間の終了後に開始される。

表Ⅲ-4　子宮頸がんの臨床病期に応じた標準治療法

病期	[早期がん] ０期 ⅠA期	[比較的早期の浸潤がん] ⅠB期 ⅡA期	[進行がん] ⅡB期 ⅢA・B期 Ⅳ期	[末期がん] ⅣB期
治療法	・手術 （頸部円錐切除術， 単純子宮全摘術）	・手術 （広汎子宮全摘術） ・放射線単独治療 　※がんが大きい場合	・同時化学放射線療法 （CCRT）	・抗がん剤 ・緩和的治療

（がん治療新時代WEB．http://gan-mag.com/wmn/4239.html より引用）

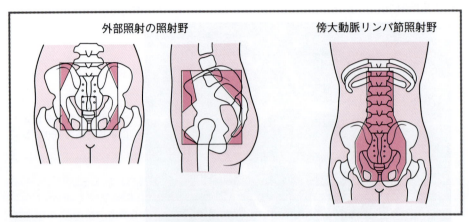

図Ⅲ-7　子宮頸がんに対する放射線照射部位

　乳がん術後の領域リンパ節（腋窩・鎖骨下・鎖骨上窩）への照射は，確実に患肢のリンパ浮腫発症の危険因子となる。領域リンパ節を含まない照射（温存後の乳房のみ，胸壁のみ）の場合でも，リンパ浮腫の危険因子となる可能性がある。

② 　子宮頸がん

　子宮頸がん治療ガイドラインの2011年改定版では，放射線単独治療が，比較的早期の浸潤がんⅠB〜ⅡA期に，手術と並列の選択肢として記載された（**表Ⅲ-4**）。この病期でも腫瘍径が4 cmを上回る場合には，抗がん剤と放射線を同時期に開始する同時化学放射線療法が盛り込まれている。放射線単独治療は，リニアックなど大型装置の外部照射と，金属容器に密封したイリジウムなどの小線源を腟内，子宮に挿入して子宮頸部の病巣に密着照射する腔内照射の組み合わせで行われる。化学療法と放射線療法の併用は，抗腫瘍効果をさらに高める。

　外部照射は，骨盤部のリンパ節とがんへの照射および傍大動脈リンパ節の部位が標的となる（**図Ⅲ-7**）。乳がん同様に25〜30回を5，6週間にわたり行う。

　腔内照射は，子宮と腟に線源を挿入して，体内から照射を行う方法で，わが国では高線量照射（一度に強い放射線を照射）を週1回，計3，4回行うことが多い。

婦人科系がんに対する骨盤リンパ節郭清術後の骨盤照射がリンパ浮腫の発症リスクとなることは確実であり，主治療として骨盤照射を行った場合もほぼ確実にリンパ浮腫発症リスクとなる。

③ 前立腺がん

腫瘍に対する外部照射と組織内照射（密封小線源療法）があり，両者を直接比較したデータがない最近では，両者の併用が外部照射療法単独より有効とする臨床研究がある。副作用が多いという報告もあり，今後の展開が期待される。

④ 直腸がん

術前にがんを縮小して治癒率を向上する，肛門の温存，あるいは再発予防のため，放射線治療が行われることがある。緩和領域では，痛みや出血などの症状緩和の目的でも用いられる。

4 がん治療（化学療法）

抗がん剤±分子標的薬によってがん細胞の増殖を抑え，がん細胞を破壊する治療法である。初期治療における抗がん剤治療は再発率や死亡率を有意に低下させる。転移性腫瘍に対する治療も含め，開発が相次ぐ分子標的薬との併用はさらなる相乗効果がある。

術後補助療法として，再発・転移の抑止を目的として行うほかに，術前化学療法では腫瘍の縮小（治療感受性の確認），細胞レベルの微小転移の減少・死滅などを目的として行われ，奏効すれば切除範囲の縮小など組織の温存にもつながる場合がある。

乳がんや婦人科系がんにおいて，タキサン系抗がん剤は予後改善に重要な役割を果たしており，術後に投与されると，しばしば四肢の浮腫が生じる。リンパ節郭清のない症例でも四肢の浮腫は生じる場合があり，体幹にも浮腫がみられたり胸腹水が貯留する場合もあることから，タキサン系抗がん剤による浮腫は必ずしもリンパ浮腫とはいえない。しかし，乳がん患者の患肢や婦人科系がん患者の下肢だけに浮腫が残り，リンパ浮腫が発症する場合も少なくないので，タキサン系抗がん剤（ドセタキセル，パクリタキセル）投与中に生じる浮腫は，患者への注意喚起と丁寧な経過観察が必要である。

現時点では，タキサン系抗がん剤は確実に浮腫の危険因子であり，リンパ浮腫の危険因子である可能性がある[9]（p206 参照）。

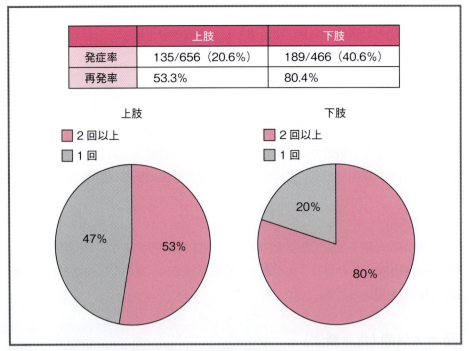

図Ⅲ-8　蜂窩織炎の上肢・下肢における発症率と再発率
これらの感染歴がある症例では，感染歴のない症例に比して，いずれの部位においても有意に患側周径が大きくなっており，感染によりリンパ浮腫がさらに増悪したことが明らかである
(北村薫，他：乳癌術後のリンパ浮腫に関する多施設実態調査と今後の課題．脈管学 50：715～720，2010. より引用・改変)

5 感染症・炎症

　患肢では細胞性免疫が低下していると考えられ，細菌感染には十分な注意が必要である。リンパ浮腫の代表的な合併症であり，炎症によって患肢の毛細血管透過性が亢進するためにリンパ浮腫の悪化を招く。また，炎症を契機に0期からリンパ浮腫を発症することも多い。リンパ節郭清後の患肢への感染症は，リンパ浮腫の発症や増悪の危険因子であることが示されており，発症や再発を極力抑止するよう十分な注意が必要である。さらに，一度炎症を起こした患肢は再発を繰り返すことがあるので (**図Ⅲ-8**)，感染予防は重要な指導のポイントとなる。

1. 蜂窩織炎・丹毒

　蜂窩織炎 (**図Ⅲ-9**) は，好中球の浸潤が限局せず皮下組織全体にびまん性に広がる進行性の化膿性炎症で，皮疹は連続性のものや不連続な虫刺され様の場合もある。主に黄色ブドウ球菌や連鎖球菌が原因となり，多くは外傷や皮膚潰瘍，毛包炎，虫刺され，足白癬などから続発性に生じるが，原因菌が不明な場合もある。
　丹毒は突然，高熱・悪寒・倦怠感を伴って，皮膚に境界明瞭な鮮紅色の皮疹を

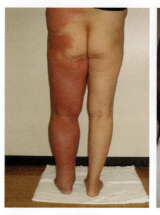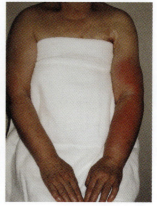

図Ⅲ-9　蜂窩織炎

生じる。表面は皮膚が張って光沢があり，領域リンパ節の腫脹を伴う。表皮・真皮層への細菌感染が原因で，主な起炎菌は溶血性連鎖球菌である。

2．リンパ管炎

　皮下リンパ管を中心とした炎症で，初期にはリンパ管の走行に沿った有痛性かつ索状の炎症がみられる。手指や足趾からの感染で，原因は細菌やウイルス，原虫，リケッチア，真菌などがある。悪性腫瘍による場合もあり，注意が必要である。発熱・倦怠感などの全身症状を伴うことが多く，慢性のリンパ管炎を繰り返すうちにリンパ管の閉塞をきたす。

6　肥　満

　肥満はリンパ浮腫の発症と密接に関連しているとされる。上肢に関しては近年，非ランダム化比較試験やコホート研究で術前の肥満や術後の体重増加が続発性リンパ浮腫の危険因子になることが明らかにされ，複数の研究で一致した結果が得られている[3]。下肢に関しても肥満がリンパ浮腫の危険因子である可能性はきわめて高いが，エビデンスが不十分でさらなる研究が待たれる。

　適正な体重管理による肥満の改善，あるいは標準体重の維持は，リンパ浮腫の改善をもたらすと考えられる（p189参照）。

7　外傷，熱傷，虫刺症など

!EBM　感染の発症リスク：ほぼ確実

　出血を伴わない軽度の擦過傷であっても菌が侵入する可能性はある。リンパ浮腫のリスクを有する患肢における外傷は，その程度を問わず極力避けるよう指導

基礎編

Ⅲ　リンパ浮腫の疫学

する。

　解剖学的に表層のリンパ管は真皮乳頭層にも位置しており，熱傷深達度Ⅱ度以上になるとリンパ管そのものも傷害される。また，深達度Ⅱ度以上の熱傷は皮膚の壊死が真皮にまで及ぶため，表皮のバリア機能は失われ感染の危険性が高くなる。なお，日焼けの危険因子としてのエビデンスは不十分ながら，程度によっては熱傷と同等のリスクとなり得る。

　患肢への虫刺されは「不潔な針刺し」であるので，季節を問わず患肢の素肌を露出しないようにし，虫よけスプレーなどの携帯を習慣づけるよう指導する。

　これらの原因によって感染が生じた場合，ほぼ確実にリンパ浮腫の危険因子となる。

8 ▶ 悪性リンパ浮腫

　リンパ節転移や転移性腫瘍の増大によってリンパ管に物理的な狭窄や閉塞が生じた場合，続発性にリンパ浮腫が生じる。したがって，リンパ浮腫に対する複合的治療は無効であり，腫瘍に対する治療が奏効すればリンパ浮腫の改善がみられることがある。

　他動的ROMを行うことで痛みの改善を認めることもあるので，緩和的介入としてROM exercise（関節可動域の訓練）を行うことも大切である。

9 ▶ 医原性リンパ浮腫

! EBM　　点滴の発症リスク：証拠不十分
　　　　　　血圧測定の発症リスク：大きな関連なし

　従来，点滴や静脈注射，血圧測定などは，リンパ浮腫を惹起するといわれ患肢で行うことは禁忌とされてきたが，近年複数のシステマティックレビューによって，これらの医療行為はリンパ浮腫の発症因子にならないという報告が増えている。

10 ▶ 廃用性リンパ浮腫

　長期にわたる活動性の低下によって生じる二次的機能障害であり，とくに重力の影響を受けやすい下肢に多く生じる。局所的な要因では，下肢を動かさないために筋ポンプ作用が低下し，リンパ液と静脈還流が著しく低下することによって生じる。1日中イスに座ってじっと過ごすことから「armchair legs」と呼ばれることもある。このような症例の多くは，全身的な要因として慢性的な低栄養状態にあることも多く，全身性浮腫も併存している場合が少なくない。

〈文献〉

1) Frequently Asked Questions（FAQs）, 2013.
https://www.cdc.gov/parasites/lymphaticfilariasis/gen_info/faqs.html
2) Degnim AC, Miller J, Hoskin TL, et al：A prospective study of breast lymphedema：Frequency, symptoms, and quality of life. Breast Cancer Res Treat 134：915～922, 2012.
3) Mehrara BJ, Greene AK：Lymphedema and obesity：Is there link? Plast Reconstr Surg 134：154～160, 2014.
4) Damstra RJ, Mortimer PS：Diagnosis and therapy in children with lymphoedema. Phlebology 23：276～286, 2008.
5) Rossy KM：Lymphedema. Medscape, 2017.
https://emedicine.medscape.com/article/1087313-overview
6) 北村薫, 赤澤宏平：乳癌術後のリンパ浮腫に関する多施設実態調査と今後の課題. 脈管学 50：715～720, 2010.
7) Cormier JN, Askew RL, Mungovan KS, et al：Lymphedema beyond breast cancer：A systematic review and meta-analysis of cancer-related secondary lymphedema. Cancer 116：5138-5149, 2010.
8) Chang SB, Askew RL, Xing Y, et al：Prospective assessment of postoperative complications and associated costs following inguinal lymph node dissection（ILND）in melanoma patients. Ann Surg Oncol 17：2764～2772, 2010.
9) 日本リンパ浮腫学会編：リンパ浮腫診療ガイドライン2018年度版. 金原出版, 東京, 2018.

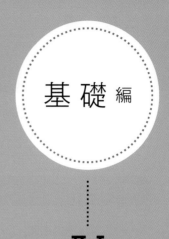

Ⅳ章

リンパ浮腫の診断

1 ｜ 検　査

　リンパ浮腫の診断基準は普遍的なものがないため，報告される頻度もさまざまである。リンパ浮腫の診断には，他疾患による浮腫を鑑別することを念頭に丁寧な問診が必須である。

問　診

- 現病歴，病悩期間
- 蜂窩織炎などの感染や炎症の既往，頻度，治療歴
- 手術歴（時期，原発巣切除の範囲，リンパ節郭清の有無・範囲，郭清個数，転移リンパ節の有無）
- 放射線治療歴（照射範囲，照射量，回数）
- 薬物療法歴（術前後の別，薬剤名，投与期間など）
- 既往歴
- 静脈瘤，深部静脈血栓症など静脈疾患の有無
- 動脈疾患，甲状腺疾患，心臓疾患，腎臓疾患，肝臓疾患などの有無
- 外傷歴
- 白癬症など感染の既往，治療歴
- 常用薬

視　診（表Ⅳ-1）

　感染や炎症を伴わない場合は皮膚の色調変化を生じないことが多いが，毛穴が目立ち，みずみずしい感じになる。患肢に多毛がみられることがある（**図Ⅳ-1**）。**図Ⅳ-2**は患肢に短い生毛が密生した症例である。進行例では，毛穴から組織液が漏出するリンパ漏（**図Ⅳ-3**）や，皮膚と皮下組織に高度の線維化が生じて，硬く色素沈着がみられる象皮症をきたす（**図Ⅳ-4**）。なお，明らかな色素沈着を伴う皮膚の変化は下腿に多く，静脈系の異常が隠れていないかを確認する必要がある。

【Stewart-Treves症候群】

　四肢のリンパ浮腫を発生母地として，脈管肉腫が発症する症候群である。リンパ浮腫の発症から約5〜20年と長期罹患例に多く，容易に全身に遠隔転移をし

表Ⅳ-1　重症度の評価となる指標（国際リンパ学会）

- 皮下組織の腫大（軽度，中等度，重度；浮腫の有無）
- 皮膚の状態（肥厚，疣贅，凹凸，水疱，リンパ管拡張，創傷，潰瘍）
- 皮下組織の変化（脂肪の増加や線維化，浮腫の有無，硬化の有無）
- 患肢の形状の変化（局所的な変化あるいは全体的な変化があるか）
- 炎症・感染（蜂窩織炎）の頻度
- 内臓の合併症に関連するもの（胸水や乳び腹水など）
- 運動と機能（上肢・下肢や全身的な機能の悪化）
- 心理社会的な要因

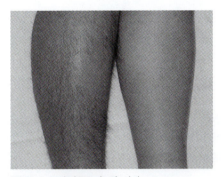

図Ⅳ-1　患部の多毛-(1)

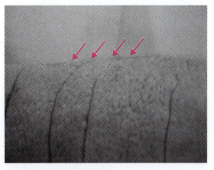

図Ⅳ-2　患部の多毛-(2)

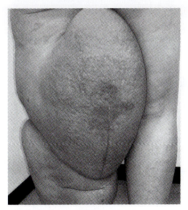

図Ⅳ-3　リンパ漏

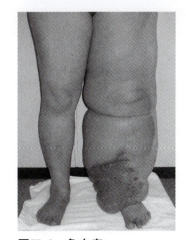

図Ⅳ-4　象皮症

やすい。

　発症機序は，リンパ浮腫が局所の免疫不全を惹起することにより腫瘍細胞が増殖するものと考えられているが，詳細は不明である。血管肉腫とリンパ管肉腫があり，血管肉腫のほうが多い。

　治療は限局性であれば断肢，放射線治療などを行い，一般的な脈管肉腫の治療に準じる。

　発症後の生存期間はおおよそ数カ月〜1年で，きわめて予後不良である。

表Ⅳ-2　皮膚所見

・乾燥 ・色素沈着 ・脆弱性 ・発赤／蒼白／チアノーゼ ・局所的熱感／冷感 ・皮膚炎	・蜂窩織炎／丹毒 ・真菌などの感染 ・過角化 ・リンパ管拡張 ・リンパ漏 ・乳頭腫症	・瘢痕，創傷と潰瘍 ・硬化 ・橙皮様皮膚 ・深い皺襞 ・Stemmer's sign陽性

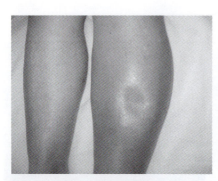 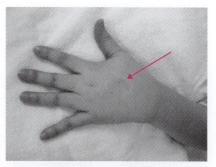

図Ⅳ-5　圧痕テスト（下肢）　　図Ⅳ-6　圧痕テスト（上肢）

触　診（表Ⅳ-2）

1 圧痕テスト

リンパ浮腫の部位を指で軽く数秒押すと指の痕がついて凹む（図Ⅳ-5，6）。

2 Stemmer's sign

健康な皮膚は薄い皮膚を1枚つまみ上げることができるが，リンパ浮腫による腫脹がある場合は皮膚が線維化によって硬くなるため，容易につまみ上げることができない（図Ⅳ-7）。下肢におけるこの所見を，とくにStemmer's sign陽性という。臨床的にはStage Ⅱ後期に当たる。

測定方法

体幹や頭部・顔面など，四肢以外のリンパ浮腫に対する評価方法は確立されていないが，四肢リンパ浮腫における発症の基準や治療前後の評価には，周径や体積がよく用いられ，従来は，腫大している側の腕や脚（患側）と腫大していない側（健側）の左右差を比較することが多かった。どの程度の左右差をリンパ浮腫の発症とするかは決まっておらず，海外では周径の場合「20 mm以上」や，体積の場合「20%以上」の左右差をもって発症と定義されることが多い。

左右差については，日本乳癌学会の2006年度班研究では，上肢4部位，下肢5

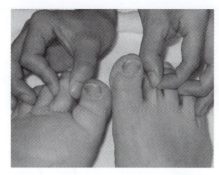

図Ⅳ-7 Stemmer's sign（下肢）

表Ⅳ-3 健常人における四肢の生理的左右差

上肢：224例		下肢：58例	
肘上10 cm	8±10 mm	鼠径部	8±8 mm
肘下 5 cm	7±11 mm	大腿部	7±6 mm
手関節	5± 1 mm	膝上10 cm	6±5 mm
手背	7±11 mm	膝下 5 cm	5±5 mm
		足関節	3±3 mm

（北村薫，他：乳癌術後のリンパ浮腫に関する多施設実態調査と今後の課題．脈管学 50：715〜720, 2010. より引用）

部位における健常な日本人女性の生理的左右差を検証したところ，いずれの部位も10 mm未満の差であることから，早期診断を目的としていずれか1部位でも10 mmを超えた場合にリンパ浮腫の発症とし，20 mm未満では「軽症」，20 mm以上では「重症」という閾値を前提とした（**表Ⅳ-3**）。

　しかしながら，続発性リンパ浮腫の大半ががん術後の後遺症として発症する。上肢リンパ浮腫の原因のほとんどを占める乳がんはその約10％が両側性であり，下肢リンパ浮腫では，郭清範囲が左右対称性であるため約30％が両側に発症するといわれており，術後に左右差を比較する意義は少ない。

　そこでがん治療による続発性リンパ浮腫のリスクを有する症例の場合は，術前に両側の規定の部位における周径計測を行い，術後は同側の同部位で自己測定の習慣をつけるような患者指導を行うことが望ましい（**図Ⅳ-8**）。はじめのうちは自己測定による計測値の誤差が大きいかもしれないが，繰り返すうちに必ず精度が上がってくる。計測値が有意に異なるときは再検査が原則で，手技的な問題でなければすぐに担当の医療者に相談するように指導する。自己測定によって患者の意識が高まり，術前後の比較によって，発症をより早期に発見することが可能になる。

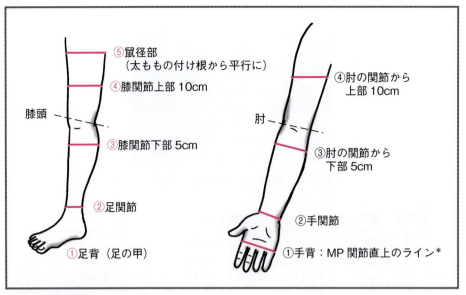

図IV-8　計測部位
＊手指屈曲時に第2～5指の皺が形成する直線に，メジャーの上端を沿わせて周径測定を行う

1 計測に関する注意点

(1) 0期であれば1～3カ月ごとに体重とともに計測する。すでにリンパ浮腫を発症している患者では，腫大のある部位，過労働や虫刺されなど増悪のリスクが思い当たる場合や状態によっては，より頻回な計測とそれに応じた経過観察を要する。

(2) 1日のうちの同じ時間帯に計測するように指導する。一般に起床直後がもっとも細く，活動後就寝時間に近いほど太くなっている場合が多いので，測定には落ち着いて丁寧に計測できる休日の朝などが適している。

※水置換法はアルキメデスの原理に基づくもので，容器に張った水に患肢を浸し，こぼれた水の体積によって患肢の腫大の程度を計測するが，器具の調達からして容易ではない。

※患肢を4cmごとに半径の異なる円柱の連なりに見立て，全長にわたり4cmごとに円柱の体積を積算した値を患肢体積の近似値として算出する方法がある（**図IV-9**）。

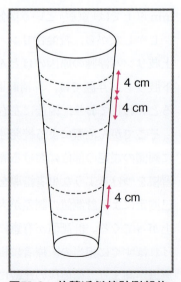

図IV-9　体積近似値計測部位
(Kurz I: Textbook of Dr.Vodder's manual lymph drainage. In: Therapy. Harris RS, eds, Karis Haug Publishers, Heidelberg, 1989. より引用)

表Ⅳ-4　リンパ浮腫の診断に有用な検査

確定診断
リンパ管細静脈吻合の術前・後検査に有用であるが施設が限られる 　1．リンパシンチグラフィ 　　　リンパ浮腫の病名では医療保険外 　2．蛍光リンパ管造影

病状の確認，併存疾患の除外・鑑別診断
1．患部の超音波検査 　2．CT検査 　3．MRI検査 　4．上腕・足関節血圧比（ABPI） 　　　圧迫療法が禁忌となる患肢虚血の確認に必須

リンパ浮腫と他疾患との鑑別診断
1．血液生化学検査 　2．胸部X線検査 　3．心電図検査 　4．超音波検査（心臓・血管・腹部・骨盤部）

（リンパ浮腫研修委員会コンセンサス資料より引用）

高さ4 cmの円柱の体積＝円の面積×高さ

$$= \pi r^2 \times 4 = (2\pi r)\,\frac{2}{\pi} = (円周)\,\frac{2}{\pi}$$

したがって，すべての円柱の総和は $\{(円周 a)^2 + (円周 b)^2 + \cdots\}\,/\pi$ となる。

体積の算出は，いずれの方法も自宅で定期的な管理を続けていくには煩雑すぎるため，周径を計測する方法がはるかに簡便で現実的である。

リンパ浮腫診断機器（bioimpedance spectroscopy；BIS）

近年，生体インピーダンス[註]を応用して開発され，米国では片側乳がん術後リンパ浮腫の検査として保険収載されているが，左右差で評価するため，両側性乳がんや下肢の診断に対する適否など課題も多く，線維化の進んだ症例には適さない。

画像検査（表Ⅳ-4）

1 確定診断

リンパ管細静脈吻合の術前後検査に有用であるが，実施可能な施設が限られる。

[註]生体インピーダンス：組織による電気抵抗の差（筋肉は小さく脂肪は大きい）を利用する。皮膚に微弱電流を流すことで，伝導速度から組織の含水量を計測する。体脂肪計はこの応用である。

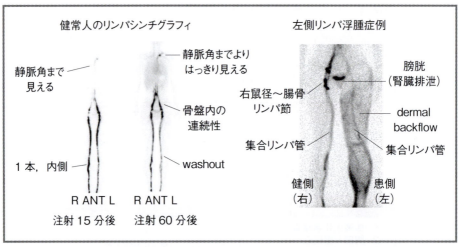

図Ⅳ-10 リンパシンチグラフィ（下肢）
(写真提供：JR東京総合病院三原誠先生・原尚子先生)

1．リンパシンチグラフィ

患肢末端にラベリングされたアルブミンなどを皮内注射して経時的に撮影する。リンパ管の走行の途絶，新生，再生などが描出される。リンパ浮腫の確定診断を得るためにもっとも有用な検査として，外科手術の適応決定や術前後の評価の際に行われる。リンパ管の弁逆流に伴うdermal backflowはリンパ浮腫に特有の所見である（**図Ⅳ-10**）。

なお，本検査は「リンパ浮腫」の病名では医療保険外となる。

2．蛍光リンパ管造影

ICG（インドシアニングリーン）検査を用いた蛍光リンパ管造影はphotodynamic eye（PDE）によって，体表から2 cm程度の深さまでのリンパ管の走行や機能動態が観察できる。

2 病状の確認，併存疾患の除外・鑑別診断

1．患肢の超音波検査

簡便かつ非侵襲的であり，皮下の水分貯留の有無や程度の観察に用いられる。治療前後の評価には有用であるが，初期診断として軽微な変化をとらえるのは困難である。

2．CT，MRI検査

がんの転移，再発などの可能性を除外することを目的とする。

表Ⅳ-5　リンパ浮腫の病期（ISLによる分類）

Stage	症状
0期	リンパ輸送が障害されているが浮腫が明らかでない潜在性，または無症候性の病態（有リスク期）
Ⅰ期	組織液が貯留しているがまだ初期であり組織の線維化はない 四肢の挙上で腫大は改善する。時に圧痕がみられる
Ⅱ期	四肢の挙上では改善がみられなくなり，圧痕がみられる
Ⅱ期 後期（晩期）	組織の線維化が進み，硬化するため圧痕がみられなくなる
Ⅲ期	さらに線維化が進む。圧痕がみられないリンパうっ滞，象皮症のほか，アカントーシス（表皮肥厚），脂肪沈着，リンパ漏など皮膚病変を伴う

(International Society of Lymphology：The diagnosis and treatment of peripheral lymphedema：2009 Consensus Document of the International Society of Lymphology. Lymphology 42：51 ～ 60, 2009. より引用)

現時点では，いずれの画像検査もリンパ浮腫の診断方法としての保険収載はなされていない。したがって，臨床現場ではリンパ浮腫の診断や治療評価には少なからず四肢周径の測定が用いられており，リンパ浮腫指導管理の際に術前からセルフケアの一環として，自己測定の習得を徹底することが肝要である。

2 病期分類

リンパ浮腫の病期分類は国によって異なるが，本書ではわが国で広く普及している国際リンパ学会（International Society of Lymphology；ISL）の分類を用いる（**表Ⅳ-5**）。

0期は自覚的，他覚的ともに発症していないが，潜在性にはリンパのうっ滞が存在し，将来的にリンパ浮腫が発症し得る状態である。0期の症例が発症しないために，あるいは発症時に早期発見して重症化を防ぐために，リンパ浮腫指導管理を効果的に行うことが重要である。

Ⅰ期は発症初期で，高タンパク性の組織液が貯留してはいるが，皮膚や皮下組織の変性が起こっていないので，この時期には患肢の挙上だけでも腫大が改善する。しかし，この時期に適正な治療を開始せずに放置すると，組織液はさらに貯留し続け，やがて挙上では腫大が改善しなくなり，Ⅱ期へと進行する。Ⅱ期の患肢は，組織の線維化がなく柔らかいため，腫大した部位を指で押すと容易にへこんで圧痕が残る。この時期は圧迫療法が単独でも奏効する。

表IV-6　リンパ浮腫の鑑別診断

片側性の浮腫	両側性の浮腫
• 急性深部静脈血栓症 • 静脈血栓症後遺症 • 関節炎 • がんの存在または再発	• うっ血性心不全 • 慢性静脈機能不全症 • 廃用性浮腫 • うっ血性浮腫 • 肝機能障害 • 腎機能障害 • 低タンパク血症 • 甲状腺機能低下／粘液水腫 • 薬剤の副作用 • 脂肪性浮腫

(Best practice for the management of lymphoedema より引用)

　さらに進行すると，高タンパク性の組織液に長くさらされた皮下組織は変性して線維化を生じる。線維化を生じた組織は硬くなるので，指で押してもへこまなくなり圧痕は残らなくなる。この時期をII期後期（晩期）と呼ぶ。さらに慢性化して線維化が進み，乳頭腫やリンパ小包，象皮症などの皮膚病変が加わるとIII期となり，難治度が増す。すなわち，0期における適正な予防指導と，I期における早期診断，早期治療の開始が，リンパ浮腫の発症や重症化を抑止する重要なターニングポイントとなる。

3 　鑑別診断（表IV-6）

　リンパ浮腫以外にも四肢の腫大を生じる疾患は非常に多い。他の疾患に伴う浮腫をリンパ浮腫と診断して治療を進めると，浮腫自体が悪化したり，原因の疾患の治療が遅れて深刻な事態を招くことにもなりかねないので，常に他の疾患の除外を念頭に置いて診断を進める。

　診断の際に行われる検査としては，以下があげられる。

• 血液生化学検査
• 胸部X線検査
• 心電図検査
• 超音波検査（心臓，血管，腹部，骨盤部）
• ドップラー超音波検査（図IV-11）

　動脈にプローブを当てると拍動音が聴取できる。血流の確認や，ABPI計測に用いられる。

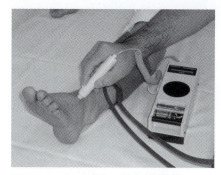

図Ⅳ-11　ドップラー超音波検査

表Ⅳ-7　ABPI

ABPI＞0.8	圧迫療法は可能
ABPI 0.5～0.8	25 mmHg以下の圧迫療法は可能
ABPI＜0.5	いかなる圧迫療法も禁忌

- ABPI（ankle-brachial pressure index）（**表Ⅳ-7**）

　ABPI測定は圧迫療法を開始する前に，動脈硬化など四肢における虚血性変化があるかどうかを調べる際に有効である．動脈硬化は動脈の血管壁が老化して硬くなるだけでなく，血管の内側にも汚れがこびりついて血行が悪くなり，血液が詰まりやすくなる状態である．ここに強い圧迫を加えることは血流障害を引き起こす原因となるため，血流の程度をあらかじめ評価してから圧迫療法を開始することが重要である．

　上腕と下肢の血圧比によって動脈硬化の有無を調べる．この値が低い患肢に圧迫療法を行うと，患肢が血流不足で壊死に陥ることがある．

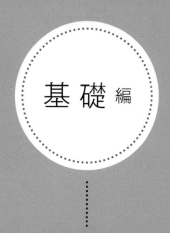

Ⅴ章

リンパ浮腫の治療方針と患者指導

1 基本方針

　リンパ浮腫は完治が困難で，治療の第一選択肢は「スキンケア，圧迫療法，圧迫下での運動療法，用手的リンパドレナージ，日常生活指導に基づいたセルフケア」で構成される〈複合的治療〉である。ひとたび罹患すれば生涯にわたる複合的治療の継続によって，悪化を予防し症状コントロールに努めなければならない。

2 リンパ浮腫指導管理（発症抑止）

　2008年度に新設された「リンパ浮腫指導管理料」は，リンパ浮腫の重症化などを抑制するための指導を行った場合に算定される。指導の具体的内容は，リンパ浮腫の病因と病態，リンパ浮腫の治療方法の概要，セルフケアの重要性と局所へのリンパ液の停滞を予防および改善するための具体的実施方法，生活上の具体的注意事項，感染症の発症など増悪時の対処方法である。2016年度の改正において，指導料算定可能な職種に作業療法士が追加されている。

3 複合的治療（病状改善・増悪抑止）

スキンケア

　リンパ浮腫の皮膚は乾燥し，感染を起こしやすいことから，入浴時に強くこすらないようにすることが大切で，泡を皮膚にのせて転がすように洗浄するのがベストである。洗浄剤は，弱酸性のものを用いることを勧める。皮膚が乾燥すると傷つきやすくなるため，入浴後は保湿効果の高い保湿剤を用いることが望ましい。

圧迫療法

圧迫療法は，組織圧を高めることによって，組織に溜まった液をリンパ管に取り込みやすい状態をつくるのに効果的である。また，用手的リンパドレナージで体幹まで誘導したリンパ液を再び手足に戻さないために，重力に抵抗する圧迫圧が必要とされる。と同時に，用手的リンパドレナージにより排液した貯留液が患肢に逆流することを防ぐ効果も併せもつ。さらに，圧迫によって静脈の流れがよくなると，障害されていたリンパ管の弁機能も回復し，リンパ液の流れが改善されることにつながる[1]。したがって圧迫療法は，複合的治療のなかでもっとも優先すべきケアである。

圧迫療法の材料には，弾性包帯と弾性着衣がある。弾性包帯はほとんどの場合，集中治療の際に用いられ，排液効果は大きいが患肢の自由度が制限される。弾性着衣はリンパ浮腫の維持期治療に用いられる（p80参照）。

圧迫下での運動療法

毛細リンパ管は弁構造がないが，それらが合流した集合リンパ管には，静脈同様に逆流防止弁の構造が存在する。このリンパ管は内皮細胞周囲の平滑筋の働きによって，リンパ液を運搬する自動収縮運動を1分間に約10回行っている。通常，運動によって筋肉の収縮と弛緩が起こりリンパ管を圧迫刺激するが，このことによってリンパ管の自動運動が活性化され，リンパ管内のリンパ液の流れが促進される（筋ポンプ作用）。しかし，皮下組織に過剰な水分が貯留した状態のリンパ浮腫の場合，リンパ液の漏出や逆流が生じていることが多く，筋肉運動だけでは筋ポンプ作用の効果が現れにくいため，患肢を外部から圧迫して皮下組織の圧力をリンパ管内より高くしリンパの漏出を防いだうえで運動することによって，筋ポンプ作用を最大限に発揮させることが可能となる。このように圧迫下での運動療法は効果的であるが，リンパ浮腫患者が日常生活のなかに，何か特別な新しい運動を取り入れるよう努力することは少々困難である。運動を継続させ，効果を期待するには，特別な運動プログラムを立てノルマにするより，患者が日々行っている生活習慣のなかに運動の要素を取り入れていくことが鍵になる（p180参照）。

用手的リンパドレナージ

用手的リンパドレナージは，手技によって皮膚表面を動かして表層のリンパ系を介し，障害部を迂回してリンパ液を誘導するというものである。その結果，リ

ンパ液がうっ滞するために変化・硬化した皮膚の状態を改善させてくれる（p134
参照）。

日常生活指導に基づいたセルフケア

「5　生活指導（セルフケア）」に後述する。

4　病期別の治療方針

　ISL（International Society of Lymphology）分類では，リンパ浮腫の病期は，
0期，Ⅰ期，Ⅱ期，Ⅱ期後期，Ⅲ期の5期に分類される（表Ⅳ-5）。0期は予防，
Ⅰ期から複合的治療の開始となる。
　複合的治療の"圧迫療法"の圧迫素材について，現状維持には弾性着衣，現状
回復には弾性包帯が適するといわれている。しかしながら，リンパ浮腫はいった
ん発症すれば永続的治療が必要となることからも，継続できることが重要である。
したがって，患者の生活スタイルを考慮した圧迫素材の選択が求められる。

5　生活指導（セルフケア）

! EBM　セルフケアの予防効果：C1

日常生活・体重管理

1 清潔と衣生活

1. スキンケア

　詳細は実践編「Ⅲ章　スキンケア」を参照されたい。

2. 衣類の選び方

　リンパ液の還流障害や血行障害を起こさないために，部分的に圧迫されない衣

類を選択することが重要である。そのため，下着はゆったりしたものを選択する。身体を圧迫し体型を補正する下着を着用すると，圧迫部分から末梢の腫大が増悪することが多い。それほどリンパ液の還流を遮る部分的な圧迫は，リンパ浮腫にとって大敵といわざるを得ない。また，皮膚が乾燥し傷つきやすくなっていることから，肌に直接触れる衣服は肌にやさしい綿製品が望ましい。

2 体重管理と薬物療法

1. 体重管理

リンパ浮腫の病理学的特徴は「組織の線維化と異常な脂肪沈着」であり[2]，肥満とリンパ浮腫は密接に関係していることを示す多くの報告がある[3]。そのため，適正な体重管理を行うことによってリンパ浮腫を予防・早期発見することが可能になる。したがって，体重管理はセルフケアの指導においてもっとも重要な項目の一つである。

リンパ浮腫患者に食事制限は必要ない。しかしながら，体重のコントロールを行うことだけは指導することが必要である。むやみな摂食によるストレス発散は好ましくないため，患者のストレス発散のパターンを確認したうえで指導することが必要となる。

複合的治療料の算定基準についての課題

ISL分類のⅡ期はⅡ期とⅡ期後期に分かれており，2016年度の診療報酬改定の際，複合的治療料の算定要件を決めるにあたり，重症はⅡ期後期とⅢ期に限定され，Ⅰ期とⅡ期については「それ以外」として事実上「軽症扱い」となった。算定料は重症が200点，それ以外が100点である。Ⅱ期は圧痕が残る柔らかい浮腫なので，圧迫治療が奏効しやすく，状況が許せば多層包帯法を適用して集中的に改善を図ることができる時期である。しかしながら，重症でない場合は治療回数も2回という制限があって十分な治療を行うことができない。それでも自費診療時代と同様のマンパワーと時間をかけて保険診療で対応すると病院施設の手出しとなり，リンパ浮腫症例を多数抱える診療施設では年間1,000万円以上の損失になるともいわれ，採択当初は大いに混乱を招いた。しかしながら，用手的リンパドレナージや多層包帯法などの治療手技も含めて包括的に診療加算の対象となった事実は長足の進歩であり，今われわれがなすべきは，リンパ浮腫指導を効率的に徹底して，発症例や重症例を減らすことに他ならない。

2．薬物療法

!EBM　漢方薬の治療効果：C2
　　　利尿薬の治療効果：D

　柴苓湯や五苓散など，利水効果のある漢方薬も浮腫には一定の効果が期待できるが，リンパ浮腫の根本的な治療にはなり得ない。

　しばしば患者から「むくんでいるから水分は控えたほうがよいのか」と質問されるが，リンパ浮腫はダイエット食品に記載されているような「水太り」ではないことを患者に指導し，水分摂取制限を行う必要のないことを説明する必要がある。利尿薬でリンパ浮腫が軽減しないことも加えて説明するとよい[3]。また，免疫機能が低下し易感染状態になっていることから，バランスのよい食事を心がけることを指導する。

3 活　動

1．姿勢

　リンパ液の還流障害や血流障害を起こすような同一体位を継続することは好ましくない。例えば，正座や腕に買い物袋をかけるなどである。

　患肢を挙上し，心臓より高い位置に保つことは，リンパ浮腫の予防や増悪防止に有効である。動きの多い昼間に挙上姿勢を保つことは困難であるため，就寝時に，クッションや長枕を用いて患肢をやや高く保つ体位をとるように指導する。

2．仕事

　仕事は経済的営みであると同時に，職場環境を通して社会とのつながりを実感するなど，人は労働そのものから充足感を得ている。職場は，人生のなかで自分自身の役割を見出す場であったり，学習の場であったり，時にはストレスを受ける場であるかもしれないが，逆にストレスを軽減できる場でもある。家庭から外部へ仕事に出かけていく人も家庭の中で仕事をしている人も，人それぞれ自分に課された仕事に取り組むことは人間発達にとって重要である。そのため，患者がやりたい仕事を中断することのないよう，仕事内容の特質に応じたセルフケアを指導することが大切である。患者にはくれぐれも無理をせず，疲れたら患肢を休ませることのできるような工夫を指導することも同時に心がけたい。

3．家事

　女性患者の場合，掃除・洗濯・炊事といった日常の家事はもちろん，子育て，介護，孫の世話など主婦としての仕事量が多くなる場合もある。患肢を休ませながら，身体的にも心理的にも負担感を少なくする工夫を指導する。リンパ浮腫と

いう疾患に対する家族の理解が必須であり，家事分担の提案を積極的に指導する。

4．旅行・スポーツ

　旅行でとくに注意したいことは飛行機での移動である。上空の気圧変化は，人体に影響を及ぼす。アルコールに酔いやすくなることがよく知られるが，脚がむくみやすくなることを指導しておく。脚を高くできるシートを選択することや，飛行中の機内では，脚の曲げ伸ばしをするように心がけるよう指導する。また，長時間の旅となるために，同一体位でいることが避けられない。お尻の位置をずらしたりしながら，同一体位を極力避けるように注意する。

　適度のスポーツは筋ポンプ作用を活発化させるために，生活のなかに取り入れることを勧める。しかしながら，熱中のあまり時間を忘れて長時間スポーツを継続し，その日の夜に腫大が増悪する患者もいる。身体に過度な負担をかけてしまうほど没頭することは避けたい。リンパ浮腫患者の場合，スポーツは適度に楽しむことが肝要である。

5．趣味

　趣味を生活に上手に取り入れることは，ストレス対策として有効である。刺繍や編み物などの針を使う手芸やガーデニングは，手指や爪に微細な傷を作る場合がある。また，屋外では日焼けや虫刺されのリスクもある。ガーデニングは素手で行わず手袋を装着し，肌の露出を避ける服装に整えるよう指導する。

6．温泉，サウナ

　サウナについては，危険因子の可能性を示す報告があるが，温泉への入浴はリンパ浮腫発症と関連はない[3]。

7．鍼・灸，マッサージ，指圧，湿布

！EBM　シンプルリンパドレナージの予防効果：評価なし（上下肢）
　　　　　シンプルリンパドレナージの治療効果：C2（上下肢）

　マッサージや指圧，ツボ押しなどは局所的な強い圧迫であり，リンパ浮腫の発症や増悪のリスクを高めるので好ましくない。鍼・灸は，皮膚に傷をつけるためにリスクのある箇所には行ってはならない。湿布は，皮膚に炎症を起こした場合，湿疹や瘙痒感から擦過傷を生じることによって蜂窩織炎につながるおそれがあるため，避けることが望ましい。

　また，リンパ浮腫セルフケア指導として，発症リスクのある部位に「マッサージをするように」などの漠然とした指導をしてはならない。予防目的のシンプル

リンパドレナージは，指導要件を備えた医療従事者がしかるべき時間をかけて，患者・家族に指導を行った場合であっても，予防効果についてはエビデンスがないため，患者指導にシンプルリンパドレナージを含めることは推奨されない[3]。

4 休息と睡眠

　人の心身の健康の維持・増進にとって，活動と休息のバランスが重要である。日常生活のなかに上手に休息タイムを取り入れたい。また，睡眠は脳の休息であり生命維持に不可欠である。睡眠の質が健康のバロメータであることはよく知られている。睡眠が不足すると，いらいらする・眠くなる・元気がなくなるといったように，生活の質が損なわれる事態に陥る。患者の睡眠状態を確認し，睡眠時間を確保するような介入は，患者にリンパ浮腫とうまく付き合っていってもらううえでの基礎的事項である。

　前述したとおり，睡眠や休息をとる際には，柔らかいクッションなどで患肢を少し挙上することを指導する。また就寝時にはスキンケアを忘れていないかのチェックを習慣にすることも併せて指導する。

5 ペット

　近年犬や猫をはじめ，さまざまな動物を飼育する家庭が増えている。ペットは家族の一員であり，癒しをもたらしてくれるかけがえのない存在であるが，ひっかき傷やノミ・ダニなどの媒介などは感染の危険を伴う。ペットとその共有スペースの保清を心がけ，患肢を露出させずに接する習慣をつける必要がある。

運　動

　リンパ浮腫の治療において，運動療法は重要な位置を占めていると考えられてはいるが，運動の種類，時間，期間などが研究者によって異なるため，「どのような運動をどの程度行うと効果が出る」という明確な指針はなく，有効性のエビデンスは確立されていない。

　しかし，表層のリンパ管へのアプローチが用手的リンパドレナージであるのに対し，運動療法は筋ポンプ作用（**図Ⅴ-1**）を利用した，いわば体深部におけるリンパ管へのアプローチである。さらに関節運動（屈伸など）を伴ったプログラムは術後あるいは重症リンパ浮腫症例における関節可動域の改善に貢献し得るもので，それによって運動量が増加すれば静脈・リンパ系還流量もよくなり，ひいてはリンパ浮腫の軽減も期待できる。なお，運動は弾性着衣や弾性包帯による圧迫下で行うと内外同時に筋ポンプ作用が働くことになり，一方で血流増加によって

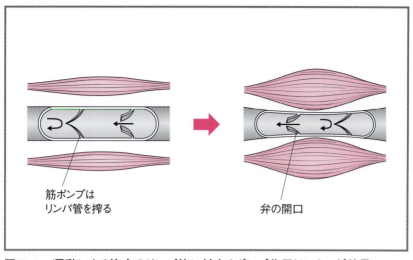

図Ⅴ-1　運動による筋肉のリンパ管に対するポンプ作用ドレナージ効果

増えるであろう動脈側から滲出する組織液量を抑えることもできるため，圧迫なしの運動よりさらに効果的である。

また，筋収縮には以下のような種類がある。

(1) 等尺性収縮：張力が生じても外部抵抗と釣り合うため筋の長さが変わらない。

(2) 求心性収縮：張力が抵抗を上回り，筋線維が短縮する。一般的な筋収縮のタイプ（ダンベルなど）である。

(3) 遠心性収縮：張力より抵抗が上回り，筋線維は伸長する。エネルギー効率はよいが筋線維への負荷が加わるため，筋断裂や疼痛を引き起こすことがある。スポーツ分野で広く取り入れられる強化方法である。

1 運動指導上の注意

1. 負荷運動

これまで高負荷な運動は，リンパ浮腫を悪化させるとして控えるように指導されてきた。しかし，術後の負荷運動は上肢リンパ浮腫の予防と発症に対して有用であることが報告された。下肢リンパ浮腫についても有効であるとの報告はあるが，エビデンスが少ないため有効とまではいえない。高負荷や適度などは主観であるため，個体差が非常に大きい。したがって，患者は常に自分の身体と対話しながら，無理をすることなく運動を行っていくことを指導する。

2. 運動中の注意

筋肉が太くなったり，細くなったりと収縮を繰り返すことがリンパ液の流れを

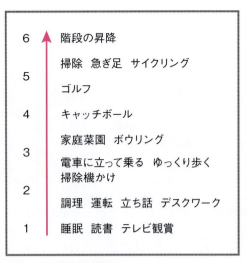

図Ⅴ-2　動作の強度

よくするが，例えば等尺性運動を行う際に，いきんでグッと力を入れるような動作は血圧を上げ危険である。昇圧による有害事象を避けるため，呼吸は止めることなく無理な力を入れない程度の運動をすることが好ましい（**図Ⅴ-2**）。

3. 水分と電解質の補給

発汗によって，水とともにナトリウムをはじめとしたさまざまなミネラルが排出されるため，水分と電解質を十分に補給する。電解質のアンバランスは浮腫を増悪しかねない。

4. 運動後は清潔に

汗をかいたままにしていると，毛や皮膚表面で細菌の繁殖を招く。また，汗は皮膚を刺激して炎症を引き起こす原因にもなるので，運動終了後は速やかに汗を洗い流して清潔を保つ。

5. スポーツと運動療法

テニスやバトミントン，ゴルフなどの主に上肢遠位（手）に遠心力がかかる運動を反復すると，もっとも遠い部位に液体が集まりやすいので好ましくないが，やむを得ない場合は，プレイ中のみ弾性着衣を着用するなど工夫したうえで行ってもよい。またラグビーや柔道などのように勢いよく接触するスポーツは，外傷を生じるリスクが高いので避けるよう指導する。

コラム　肥満とがんとリンパ浮腫

　リンパ浮腫は，先進国では主にがん治療に関連して起こる慢性かつ進行性の疾患で，その顕微鏡学的特徴は「組織の線維化と異常な脂肪沈着」である。一方，肥満の定義は「脂肪組織が過剰に蓄積した状態」であり，肥満とリンパ浮腫は「脂肪」というキーワードで深いつながりがある。米国は，国民の3人に1人がBMI（body mass index）30以上ともいわれる有数の肥満大国であると同時に，約500万人のリンパ浮腫患者が存在し，そのほとんどが乳がん術後に起こる患側上肢の続発性リンパ浮腫といわれている。こうした背景から，リンパ浮腫と肥満の関係についての研究が進んでおり，最近では術前の肥満や術後の体重増加が続発性リンパ浮腫の危険因子になることや，極度の肥満がリンパ機能を著明に障害して原発性リンパ浮腫の原因になることがわかってきた。リンパ浮腫に限らず，肥満は高血圧，糖尿病，高脂血症，脳梗塞，心筋梗塞，脂肪肝などさまざまな生活習慣病の原因となるうえ，最近の研究では乳がん，大腸がん，子宮内膜がん，胆道がんの危険因子でもあることが明らかになっている。わが国でも2人に1人ががんになり，3人に1人はBMI25（肥満の基準）以上という現代に，この「肥満」と「がん」と「リンパ浮腫」の太いリンクを断ち切るため，生涯にわたって適正な体重を保つ習慣を身につけねばならない。

6　セルフエクササイズの指導

上下肢共通

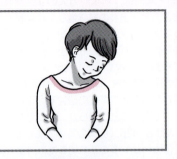

【首の運動】
　頸部のリンパ節や鎖骨につながるリンパ管を刺激することを意識しながらゆっくりと痛みを感じない程度に動かすよう指導する。

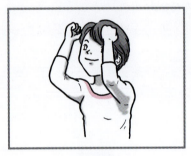

【肩の運動】
　腋窩リンパ節を刺激するために肩を動かす。
　乳がん術後は肩関節の可動域が低下していることもあるので，その場合は一緒にストレッチも加える。痛みが出ない範囲で大きく筋肉を伸ばしていくよう指導する。

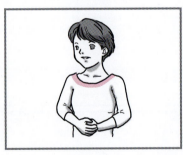

【腹式呼吸】
　腹式呼吸をゆっくり5回。
　横隔膜を上下に動かし，腹圧を高めることによって乳び槽を刺激するイメージ。
　両手を臍部に添え，腹部が動いて呼吸していることを手に感じながら行うよう指導する。
　ここまでは上下肢共通の準備動作である。

上肢編

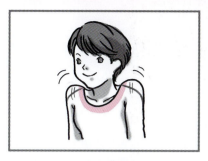

【肩の上下運動】
　鎖骨も上下していることを実感しながら動かすよう指導する。
　呼吸を止めず，筋の伸縮を感じながら行うのがコツ。

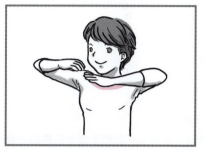

【両腕の水平開閉運動】
　肩の前後の筋肉を意識しながら行う。肩甲骨が動いていることを感じるかどうかを確認しながら行わせる。

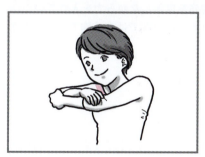

【肩の伸張運動】
　肘を持って，肩を対側にゆっくり牽引することによって，三角筋を伸展させ肩を動かしやすくする。

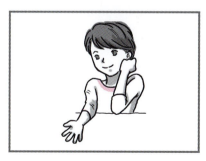

【肘関節と手指の運動】
　腕の屈筋，伸筋を意識して肘関節を動かしながら屈伸するのに合わせて手指を開閉する。

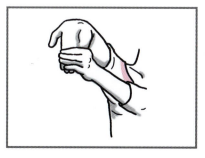

【手関節の運動】
　手関節の前背屈で前腕の屈筋，伸筋を十分に動かす。
　一般に骨格筋は関節をまたがって2つの筋肉に付着しているので，関節をしっかり動かせば筋もしっかり動くことを覚えておく。

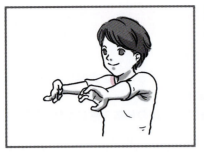

【腕の回内，回外運動】
　手を内外に回すことで，腕を回旋させる筋肉を動かす。

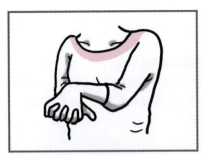

【手関節の回転運動】
　両側の手掌を合わせて握り回旋すると，前腕の屈筋，伸筋，回内筋，回外筋をすべて動かすことができる。
　筋肉が動いていることを意識しながら行うよう指導する。

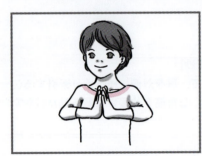

【大胸筋の運動】
　呼吸を合わせながら，両側手掌を前胸部で合わせ，大胸筋を意識しながら力を入れていく。
　力を入れるのは，腕ではなく胸であることを意識させるのがコツ。

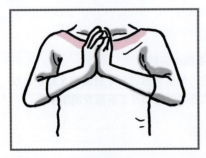

【指運動】
　両手を合わせ，対側の指を1本ずつ手背側に押す。

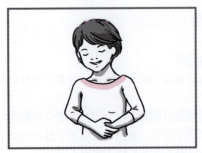

【腹式呼吸】
　腹式呼吸をゆっくり5回行い，終了。

下肢編

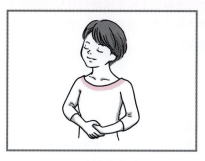

【横隔膜運動】
　肩回し，腹式呼吸までは上肢と共通であるが，下肢のリンパは鼠径リンパ節から体深部に入っていくので，横隔膜運動による活性化がより重要である。

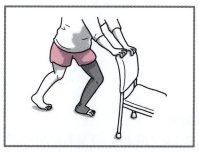

【アキレス腱運動】
　左右のアキレス腱をゆっくり伸ばす。

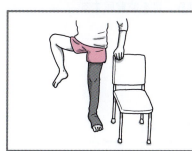

【大腿回し運動】
　転ばないように片手で身体を支えつつ行う。
　大きく股関節を動かし，鼠径リンパ節に刺激を与える。

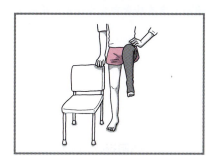

【足踏み運動】
　膝を大きく持ち上げ，ダイナミックに動かすことで，大腿部の大きな筋群が使われる。

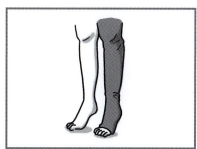

【つま先立ち運動】
　腓腹筋を意識して力強くつま先で立てば，筋ポンプ作用は絶大である（このためにふくらはぎは第2の心臓とも呼ばれる）。

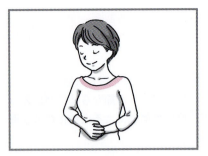

【腹式呼吸】
　ここで再び腹式呼吸を行う。
　これまでの運動によって下肢のリンパ流が活発になっているので，腹式呼吸によってさらに助長する目的である。

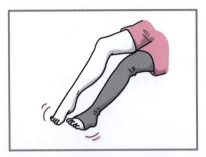

【足関節の回旋】
　足関節を回すことにより，関節の柔軟性を引き出すとともに下腿の筋群を動かす。

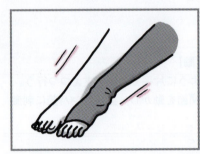

【足関節の曲げ伸ばし】
　ここではアキレス腱より，下腿前面の伸筋群を意識しながら，足を前背屈する。

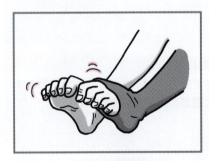

【足趾のグーパー運動】
　動かしにくい場合は，指でタオルをつまむか尺取り虫の要領でタオルをたぐる運動を指導する。

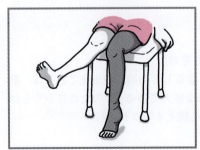

【膝の屈伸運動】
　膝のまわりと，大腿の前面にある伸筋群を意識して動かす。

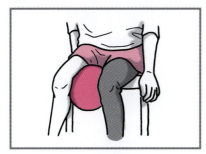

【大腿内転筋の運動】
　可能ならボールを使うが，クッションで代用してもよい。
　膝で挟んだボールを潰すように，大腿に力を入れたり緩めたりを繰り返す。呼吸を止めずに，ゆっくり行うよう指導する。

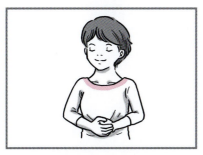

【腹式呼吸】
　腹式呼吸をゆっくり5回行い，終了。

〈文 献〉
1) 作田裕美：リンパ浮腫；ケア技術とセルフケア支援；エビデンスに基づいた安全な手技を写真で！ 日総研出版，東京，2009.
2) Mehrara BJ, Greene AK：Lymphedema and obesity：Is there a link? Plast Reconstr Surg 134：154～160, 2014.
3) 日本リンパ浮腫学会編：リンパ浮腫診療ガイドライン2018年度版．金原出版，東京，2018.

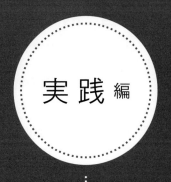

I 章

圧迫療法

1 目 的

　圧迫療法は，浮腫を軽減させる効果が高くもっとも重要な治療である。その目的は主に，①リンパ浮腫発症部位の速やかな減少およびその維持，②皮膚の状態・形状の改善，③線維化した組織の改善である。

2 種 類

　一般的に複合的治療では，第一段階の集中的排液期（短期間での治療効果が大きい）において弾性包帯（バンデージ）による多層包帯法を行い，第二段階の維持・改善期において弾性着衣を装着していく（**図Ⅰ-1**）。

> 【圧迫療法の手段】
> ①弾性着衣（スリーブ，グローブ，ストッキングなど）
> ②多層包帯法

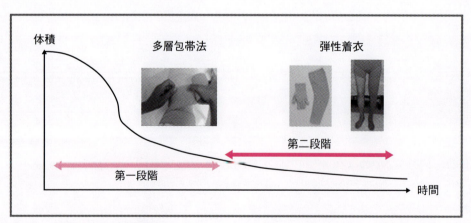

図Ⅰ-1　段階に応じた圧迫療法

表I-1 弾性着衣の適応
1. 形状の変形が少ない四肢
2. 患者自身で着脱・管理ができる

表I-2 多層包帯法の適応
1. 変形が高度のリンパ浮腫
2. 皮膚の変性が高度な場合
3. 皮膚病変を伴う場合（びらん，潰瘍，リンパ漏など）
4. 患者自身で弾性着衣の着脱・管理ができないもの

3 適 応

　治療選択肢として多層包帯法を用いるか弾性着衣を用いるかの判断は医師が行うものであり，常に患肢の状態確認，ADLを考慮したうえで選択すべきである（**表I-1，2**）。変形が少ない軽～中等度のリンパ浮腫には，弾性着衣の常用が第一選択となる。四肢の変形が高度な状態では弾性着衣で均一に圧迫することは困難である。また，変形が高度な四肢に無理やり既製の弾性着衣を装着させると，着衣の食い込みや重なりによって皮膚の皺襞部分に血流障害を生じることがあるので注意が必要である。

　一般に治療初期には治療効果が出やすく，劇的にサイズが改善することもまれではない。弾性着衣ではすぐに小さなサイズに買い換えなければならなくなるため，中等度以上のリンパ浮腫治療では，まず多層包帯法を用いて初期治療を行った後に，維持療法として弾性着衣を用いることが多い。

4 禁 忌

　弾性着衣によって圧迫療法を行う場合は，患者の身体状態をよく調べて把握してから行わなければならない[1]。とくに動脈系疾患に対する評価は必須であり，血栓の有無に加えABPI[註1]によって動脈の硬化度を確認し血流障害による合併症を起こさないように十分注意する[2]。

（1）　蜂窩織炎など，局所の急性炎症

（2）　高度な血行障害（閉塞性動脈硬化症など）（ABPI＜0.8は着圧の低い圧迫を，

[註1]ABPI（ankle-brachial pressure index）＝足関節収縮期血圧（mmHg）／上腕収縮期血圧（mmHg）。正常範囲は1.0～1.3である。

表I-3　NYHA心機能分類

分類	症状の程度
Class I	心疾患があるが症状はなく，通常の日常生活は制限されないもの
Class II	心疾患患者で日常生活が軽度から中等度に制限されるもの 安静時には無症状であるが，普通の行動で疲労・動悸・呼吸困難・狭心痛を生じる
Class III	心疾患患者で日常生活が高度に制限されるもの 安静時は無症状であるが，平地の歩行や日常生活以下の労作によっても症状が生じる
Class IV	心疾患患者で非常に軽度の活動でも何らかの症状を生じる 安静時においても心不全・狭心症症状を生じることもある

<0.5は圧迫禁忌）

⑶　重症心不全〔New York Heart Association（NYHA）[3]による心機能分類（**表 I -3**）〕

⑷　重度の末性ニューロパチー

⑸　急性期の深部静脈血栓症

5 　弾性着衣

!EBM　弾性着衣の予防効果：C2（上下肢）
　　　　弾性着衣の治療効果：B（上肢），C1（下肢）

　弾性着衣は症状の維持および改善を行ううえで必要不可欠である。しかし，弾性着衣の選択が不適切であると治療効果が得られずに合併症を引き起こす原因となるため，適切な弾性着衣の選択が重要となる。

弾性着衣の選択のポイント

　弾性着衣の選択のポイントは，①圧迫圧，②伸び硬度，③スタイル，④サイズであり，特徴を理解し症状に合わせて選択することが大切である。

1 圧迫圧

　弾性着衣は，静脈還流やリンパ流を促進させるため，患肢の末梢から中枢に向かって段階的に圧が弱くなるように作製されている。これは心臓方向にリンパ液を還流させるための工夫で，段階的勾配圧という。上肢の圧勾配の目安は手関節10・前腕9・上腕7，下肢では足関節10・下腿7・大腿3となっている（**図 I -2**）。

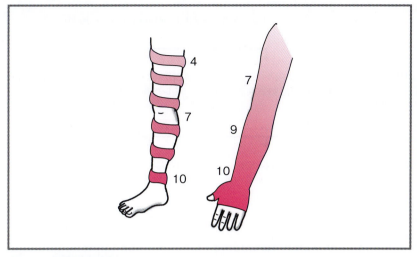

図Ⅰ-2　段階的勾配圧
末梢より中枢側に向かうほど，圧が緩くなる
(平井正文，他：新弾性ストッキング・コンダクター；静脈疾患・リンパ浮腫における圧迫療法の基礎と臨床応用，へるす出版，東京，2020, p44. より引用・改変)

表Ⅰ-4　圧迫圧の選択(上肢)

	圧迫圧
＊維持・緩和 ＊軽度リンパ浮腫 ＊ISL Stage Ⅰ～Ⅱ ＊変形なし	14～18 mmHg
＊中レベル浮腫 ＊ISL Stage Ⅱ～Ⅲ ＊変形あり	20～25 mmHg
＊重症リンパ浮腫 ＊ISL Stage Ⅲ ＊大きな変形	25～30 mmHg

(BEST PRACTICE FOR THE MANAGEMENT OF LYMPHOEDEMAより引用・改変)

　治療効果を高めるためには，一定以上の圧迫圧が必要であり，患肢の状態に合わせて個別に圧迫圧を選択していく。一般に上肢リンパ浮腫は，下肢より低い圧を選択する。通常23～32 mmHgを選択するが，初期の場合では，15～21 mmHgで改善がみられる場合もある(**表Ⅰ-4**)。下肢リンパ浮腫では，ISL分類のⅠ期およびⅡ期の早期では23～32 mmHg，Ⅱ期の後期およびⅢ期では34～46 mmHgを選択する(**図Ⅰ-3**)。ただし，圧迫レベルに患者が耐えることが困難な場合は，導入時は低圧に変更して対応するなど，まずは弾性着衣を持続的に装着できるように介入する。日本では海外の製品を用いることが多く，着圧の程度はClassで表記されるが，圧迫圧の測定法の違いから，表記は国によって異なる。基本的に15～21 mmHgを20～30 mmHg，23～32 mmHgを30～40

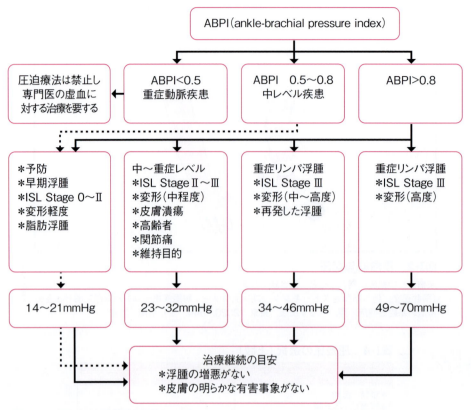

図I-3 圧迫力の選択（下肢）
(BEST PRACTICE FOR THE MANAGEMENT OF LYMPHOEDEMAより引用・改変)

表I-5 代表的な国の着圧表記

	イギリス標準	フランス標準	ドイツ標準
Class I	14～17 mmHg	10～15 mmHg	18～21 mmHg
Class II	18～24 mmHg	15～20 mmHg	23～32 mmHg
Class III	25～35 mmHg	20～36 mmHg	34～46 mmHg
Class IV	not reported	>36 mmHg	>49 mmHg

mmHg，34～46 mmHgを40～50 mmHgに相当するものとして選択する．前者は主に米国の製品に多く，後者はヨーロッパの製品に多い表示となっている．**表I-5**に代表的な国の国家基準を示す．国家標準が定められていない場合もあるため，メーカーの参考数値を**表I-6**に示す．

2 伸び硬度（stiffness）

弾性着衣を引き伸ばすときに必要な力（伸張性の強さ）を伸び硬度という．弾性着衣は素材のもつ弾力性や編み方により，伸張性のある柔らかい素材の丸編み

表I-6 メーカーの着圧表記（国家標準の定めれていない場合）

	米国（メーカー参考）	スイス（メーカー参考）
Class I	17 mmHg（弱圧）	18～21 mmHg
Class II	30 mmHg（中圧薄手）	23～32 mmHg
Class III	40 mmHg（中圧強耐久性）	34～46 mmHg
Class IV	45 mmHg（強圧）	>49 mmHg

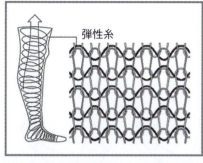
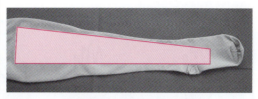

縫い目の数は同じ。幅と高さを調整し圧力を設計する　直線になる。弾性着衣に患肢を合わせて履く

図I-4　丸編み
（イラスト・写真提供：テルモBSN）

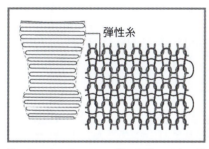
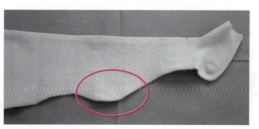

縫い目の大きさは同じ。数を調整し圧力を設計する　弾性着衣が患肢の形になっている

図I-5　平編み
（イラスト・写真提供：テルモBSN）

タイプ（ロングストレッチ）（**図I-4**）と，伸張性が低く厚みのある硬い素材の平編みタイプ（ショートストレッチ）（**図I-5**）の2種類に分けられる。

　平編みの弾性着衣は，低い静止圧と高い活動圧が特徴である。運動時には筋肉の働きとそれに対する弾性着衣の抵抗により運動時圧が生じ，装着して運動した際に患肢にかかる圧が強く筋肉へのミルキング作用が大きいため，素材の消耗が激しいリンパ浮腫に適している。安静時には，弾性着衣自体は伸張しないため，能動的な圧迫圧は生じない。したがって，立位や運動時には重力の影響や筋肉の働きにより組織内圧が上昇し，安静時には組織内圧が下がるという身体の圧の変

表I-7 丸編みと平編みの違い

丸編み	平編み
・伸縮大（ロングストレッチ） ・フィットする範囲大 ・ファッション性に富む ・筋ポンプ効果小 ・食い込みやすい ・ムレやすい ・既製品向き（安価） ⇒手に入りやすい	・伸縮小（ショートストレッチ） ・フィットする範囲小 ・ファッション性に欠ける ・筋ポンプ効果大 ・食い込みにくい ・ムレにくい ・オーダー品向き（高価） ⇒入荷までに時間がかかる
体型変化が少ない場合 全身性浮腫 リンパ浮腫（軽度な線維化） 慢性静脈不全症	体型変化が強くみられる場合 全身性浮腫 リンパ浮腫（高度な線維化） 脂肪浮腫，高度慢性静脈不全症

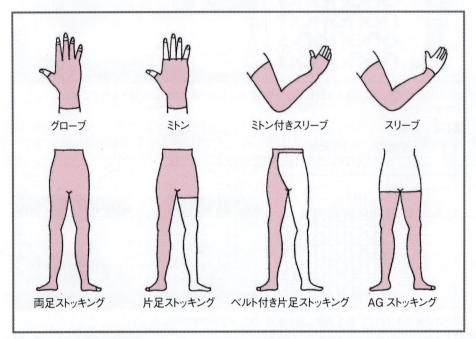

図I-6 弾性着衣の種類

動に沿って圧迫圧を変動させることができる。

　軽度のリンパ浮腫には丸編みで対応できる場合もあるが，丸編みの弾性着衣を使用していても症状が増悪している場合は，平編みの弾性着衣を検討する必要がある。それぞれの特徴を理解し患者のライフスタイルに合わせて，適時選択をしていくことが大切である（**表I-7**）。

3 スタイル（タイプ）（図I-6）

　上肢リンパ浮腫の弾性着衣のスタイルには，一体型のミトン付きスリーブと，グローブとスリーブからなる分離型がある。分離型を使用する場合，スリーブの

基本的なポイント

《スリーブ》
◎手首のもっとも細いところを選択
（※尺骨茎状突起を通すように採寸）

《ストッキング》
◎足首のもっとも細いところを選択

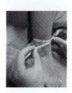

2サイズにまたがる場合：大きいサイズを選択
計測点の皮膚面に対し垂直にメジャーを当てる
関節部は締め付けないように計測する
※各商品の計測フォームに合わせて採寸する

図I-7　弾性着衣のサイズ選択

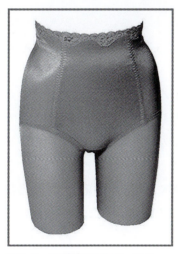

図I-8　下腹部圧迫ガードル

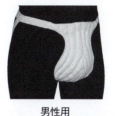
男性用
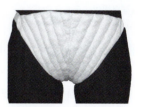
女性用

図I-9　陰部サポーター
（写真提供：テルモBNS）

みで使用すると手背の浮腫が増悪するため，原則としてグローブと併せて使用する。下肢リンパ浮腫の弾性着衣のスタイルは，片足の場合は，片足用ストッキング，ベルト付き片足ストッキング，AGストッキングがある。両側の場合は，パンストタイプが適応となる。下肢リンパ浮腫の場合，骨盤内リンパ節を郭清しているため，腹部の圧迫を含めた弾性着衣の選択を行う。

4　サイズ

上肢リンパ浮腫における既製品の弾性着衣の採寸は，圧勾配の高い手関節と足

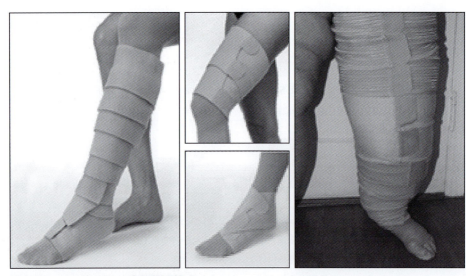

図Ⅰ-10　ベルクロラップ式弾性着衣
ショートストレッチの生地と面ファスナーで作られた弾性着衣である
足部分，ひざ下部分，太もも部分に分けて装着するため，ストッキングやMLLBが困難な場合にも代用として圧迫が行える．変形を補正する目的のMLLBと，形を維持する目的の弾性着衣の中間的な使い方をできる
（写真提供：テルモBNS）

関節を基準に行う．採寸の際は関節部を締め付けないように，皮膚に密着させるようなスキンメジャーを心がける（**図Ⅰ-7**）．また，手関節部への食い込みを防ぐために尺骨茎状突起を通すように採寸する．2つのサイズにまたがる場合は大きいサイズを選択し，症状に合わせてサイズを調整していく．下肢リンパ浮腫では，腹部や陰部に浮腫がみられる場合があり，リンパ浮腫用の下腹部圧迫ガードル（**図Ⅰ-8**）や陰部サポーター（**図Ⅰ-9**）などを併用して対応することも検討するとよい．圧迫療法は重要な治療であるため，重症例や既製品で対応できない場合は，オーダーメイドやベルクロラップ式弾性着衣（**図Ⅰ-10**）など，できるだけ圧迫が行えるように工夫することが重要である．

弾性着衣の糸の違い

　弾性着衣に求められる要素は圧迫圧をはじめとしてさまざまであるが，商品のパンフレットには質感や機能性の特性などを目にすることができるので参考にしてほしい．さらに一歩踏み込んで，商品に使われる糸の違いを意識したことはあるだろうか？「ナイロン」や「ポリウレタン」といった種類の表記を目にすることはあるが，例えばポリウレタンに分類される糸にも多くの種類があり，メーカーは商品の特性を出すためにしのぎを削っている．高い伸び硬度を出すことに向いたもの，素早い伸縮に追従できるものなど，素材の違いを知れば，選択肢が増えたときに，より明確な理由をもって弾性着衣を選択できるのではないだろうか．

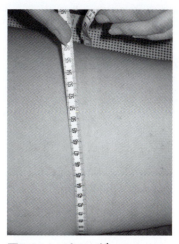

図I-11 スキンメジャー
皮膚に密着させて行う採寸法。オーダーメイドの採寸では、関節部の周径を採寸する際に行う

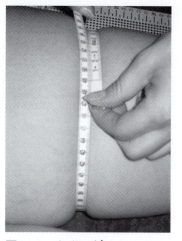

図I-12 タイトメジャー
メジャーで患肢を軽く持ち上げ、少し揺らし軽く締めながら行う採寸法。オーダーメイドの採寸では、関節部以外の患肢の縮小を目的に行う

6 平編みオーダーメイド

　伸び硬度が大きく伸張性が低い平編みの弾性着衣は、リンパ浮腫治療を目的として作られたものであり、丸編みの弾性着衣では改善がみられない場合やサイズが合わない・患肢に変形を認めるなどの場合に適応となる。まず、多層包帯法で患肢を縮小させ、形状を整えた後に患肢の状態を維持することを目的に弾性着衣に移行していく。オーダーメイドの採寸は、スキンメジャー（**図I-11**）とタイトメジャー（**図I-12**）の違いを理解したうえで行うことが重要であるため、実際に採寸を行う際は、トレーニングを積んで望むことが推奨される。ここでは下肢（ストッキング・フットキャップ）および上肢（スリーブ・グローブ）のベーシックな採寸法を紹介する。

下肢ストッキング採寸法

【下肢：採寸表での略語】
　L = foot lengths　　　長さの測定
　C = foot circumference　周径の測定

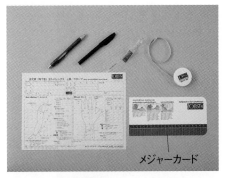

図I-13 採寸備品
メジャーカードは手指・足指の測定にて使用する

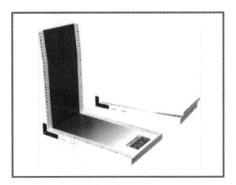

図I-14 下肢測定台

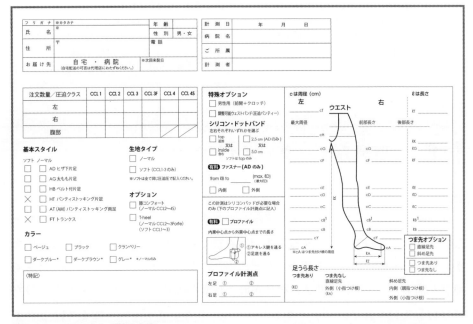

図I-15 ストッキング採寸表

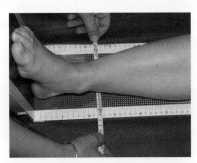

図I-16 採寸ボードで長さを測定

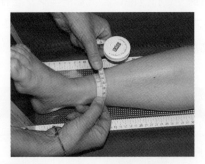

図I-17 メジャーで周径を測定

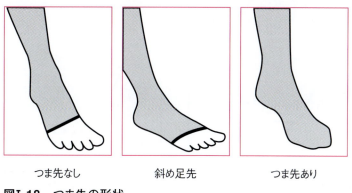

つま先なし　　　斜め足先　　　つま先あり

図Ⅰ-18　つま先の形状

　メーカーによって異なるが，注文書のC（circumference）には周径を1 mm単位で，L（length）には長さを5 mm単位で記入していく。**図Ⅰ-13～15**に採寸に必要な備品を示す。

1 測定単位

　採寸ボードを使用し長さと周径を同時に測定する（**図Ⅰ-16, 17**）。長さの測定単位は5 mm（フットキャップは1 mm），周径の測定単位は1 mmで記載する。

2 ストッキング採寸のポイント

　基点はA点（足底）とし，下肢測定用の測定台を使用して測定する。メジャーを準備し，A点からの各測定ポイントに線を引いて，ポイントごとに周径を測定していく。測定のコツは，関節部分の測定では，ゆとりをもち筋の収縮を想定しながらスキンメジャーで採寸していくことである。上肢（スリーブ・グローブ）の関節部分についても同様に採寸する。関節部分以外の患肢では，縮小を目的にタイトメジャーで採寸していく。

【圧迫クラスとストッキングのタイプを決める】

　ストッキングタイプは既製品と違い左右，腹部で圧迫クラスを変えることもできる。

3 測　定

1. つま先なし・斜め足先・つま先ありを選択し測定（図Ⅰ-18）

　① **つま先なし（直線足先）**

　　lA：立位（体重をかけた状態）にて踵から小指の第一関節までの長さを測定（**図Ⅰ-19**）

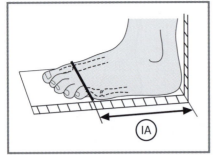

図Ⅰ-19 つま先なし（直線足先）の測定法

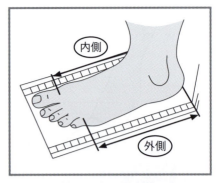

図Ⅰ-20 斜め足先の測定法

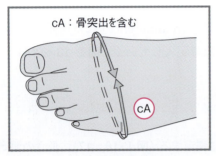

図Ⅰ-21 外反母趾がある場合の測定法

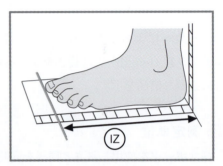

図Ⅰ-22 つま先ありの測定法

② 斜め足先

内側の長さ：A〜親指の付け根の測定（患者の希望により長さを調整）（**図Ⅰ-20**）

外側の長さ：A〜小指の付け根の測定（患者の希望により長さを調整）（**図Ⅰ-20**）

注：外反母趾がある場合は，突出している関節部分を外し，外反母趾より近位から作製するとよい（**図Ⅰ-21**）。

③ つま先あり

IZ：踵からつま先までの長さを測定（**図Ⅰ-22**）

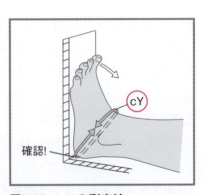

図Ⅰ-23 cYの測定法

2．cYの測定

足関節を背屈させ，メジャーがしっかり踵に当たっていることを確認してから，踵から下伸筋支帯を通る周径を測定。背屈が困難な場合は，そのまま測定し想定値に1cmプラスする（**図Ⅰ-23**）。

測定法：スキンメジャー

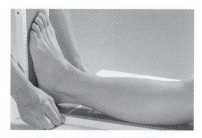
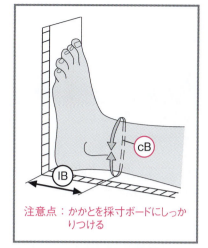

図Ⅰ-24　Bの測定法（位置）　　図Ⅰ-25　Bの測定法（周径）

注意点：かかとを採寸ボードにしっかりつける

3. Bの測定（**図Ⅰ-24, 25**）

　cB：足首のもっとも細い位置の周径
　lB：cBの位置の長さ
　測定法：スキンメジャー

4. B1の測定

　lB：A（足底）からcBの位置の長さ
　cB1：アキレス筋腱移行部（メジャーを入れて行き止まりになる位置の周径）（**図Ⅰ-26**）
　lB1：cB1の位置の長さ
　測定法：スキンメジャー（cB1は若干きつめに測定）

図Ⅰ-26　B1の測定法

5. Cの測定（**図Ⅰ-27, 28**）

　cC：下腿部の最大（一番太い部位）の周径
　lC：cCの位置の長さ
　測定法：タイトメジャー

6. Dの測定

　cD：膝下・腓骨頭または膝蓋骨下部より2横指下の周径（**図Ⅰ-29**）
　lD：cDの位置の長さ（**図Ⅰ-30**）
　測定法：スキンメジャー

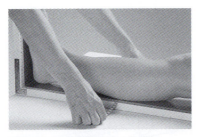

図I-27　Cの測定法（位置）

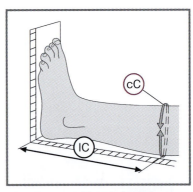

図I-28　Cの測定法（周径）

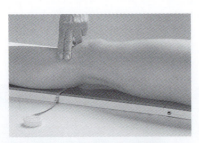

図I-29　cDの測定法（周径）

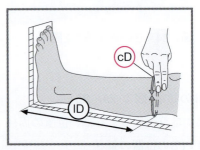

図I-30　IDの測定法（位置）

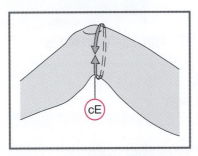

図I-31　cEの測定法（周径）

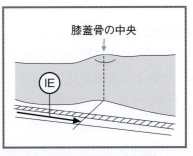

図I-32　IEの測定法（位置）

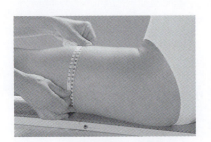

図I-33　cFの測定法（周径）

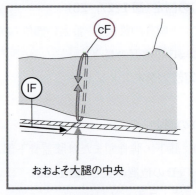

図I-34　IFの測定法（位置）

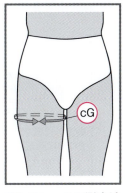 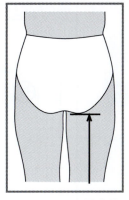

図Ⅰ-35　cGの測定法（周径）　　図Ⅰ-36　lGの測定法（位置）

7．Eの測定

cE：膝蓋骨を45°に軽く屈曲させた状態で膝蓋骨の中心を通った位置の周径（**図Ⅰ-31**）

lE：cEの位置の長さ（肢位：膝関節を伸展させた状態）（**図Ⅰ-32**）

測定法：スキンメジャー

8．Fの測定

cF：EとKの中間点の周径（**図Ⅰ-33**）

lF：EとKの中間点部の長さ（**図Ⅰ-34**）

測定法：タイトメジャー

9．Gの測定

cG：立位にて，殿部下後面の殿部と大腿部の境でしわができる位置の周径（股下から3cm位の部位）（**図Ⅰ-35**）

lG：cGの位置の長さ（殿溝下周辺から足底。周径を測定した位置とは異なる）（**図Ⅰ-36**）

測定法：スキンメジャー

10．Kの測定

lK：足部を手拳くらいの位置で立位をとり，患者自身に恥骨下部にメジャー0cmのポイントを当ててもらい測定（**図Ⅰ-37, 38**）

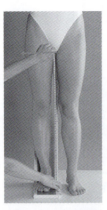
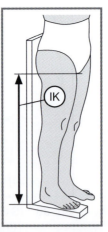
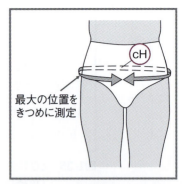

図Ⅰ-37　IKの測定法(位置)-(1)　　図Ⅰ-38　IKの測定法(位置)-(2)　　図Ⅰ-39　cHの測定法(周径・位置)

11. Hの測定

cH：ヒップの最大径（大転子の位置）。立位にて床に対して平行にタイトメジャーで測定（**図Ⅰ-39**）

12. Tの測定

cT：ウエストは締め付けないように測定。前後にlT位置のラインをつける（**図Ⅰ-40**）

lT：ウエスト位置については患者の希望を聞きながら位置決めをする（**図Ⅰ-41**）

13. 前部と後部の長さの測定（**図Ⅰ-42**）

前部（length front）：lK点〜T点までの長さ。メジャーを腹部の曲線に沿わせるのでなく直線の長さを測定

後部（length back）：G点〜T点までの長さ（患側にて測定）。メジャーを殿部に押し付けながら直線の長さを測定

4　その他

締め付けのリスクにつながるため，皮膚のひだ（食い込んでいる部分）で測定しない。

膝窩や股関節部など食い込みやすい部位（足関節，膝関節，股関節）には，食い込みを緩和するオプションを追加することも可能である（**図Ⅰ-43**）。

足関節部には，パット入りのプロファイル（**図Ⅰ-44**）を使用することで，より効果的に圧迫圧を加え，足関節の補正を行うことができる。

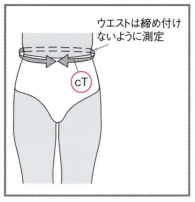
図I-40　cTの測定法（周径）

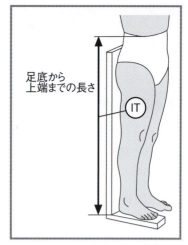
図I-41　ITの測定法（位置）

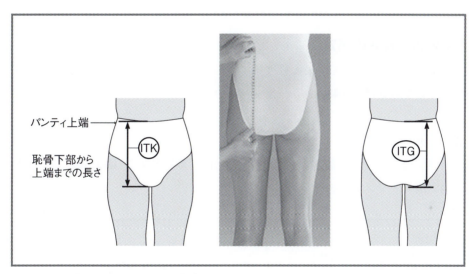
図I-42　前部・後部の長さの測定法

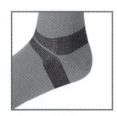
足関節

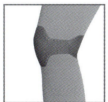
膝関節

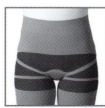
股関節

図I-43　食い込み予防オプション

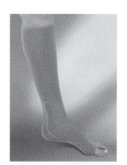
図I-44　足関節補正のためのパット入りプロファイル

実践編

I　圧迫療法

フットキャップ採寸法

フットキャップの採寸表を**図Ⅰ-45**に示す。

1 長さの測定（図Ⅰ-46）

外側の長さ：小指の第一関節から第5中足骨の突起部まで
内側の長さ：親指の第一関節から第5中足骨の突起部と平行な位置まで

2 足部の周径（図Ⅰ-47）

CA（周径）：骨突出部を含んでもっとも大きい部位を測定
CA1（周径）：小指（第5中足骨）の位置を測定
測定法：スキンメジャー

3 足指の長さの測定

指の長さは指先が少し見える程度にする。ポイントは短かすぎないように測定することである（**図Ⅰ-48**）。

4 足指の周径

周径が指先端＞指根部の場合は，指先端と同じ数値とする（**図Ⅰ-49**）。
測定法：スキンメジャー

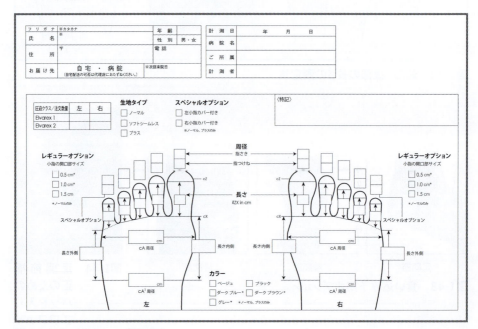

図Ⅰ-45 フットキャップ採寸表

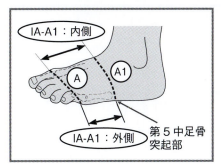

図I-46　外側・内側の長さの測定法（位置）

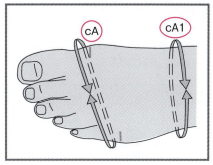

図I-47　外側・内側の測定法（周径）

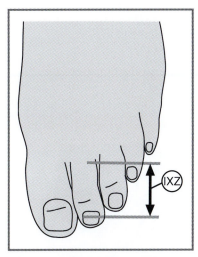

図I-48　足指の測定法（位置）

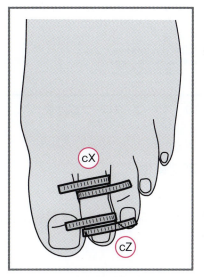

図I-49　足指の測定法（周径）

上肢スリーブ採寸法

上肢スリーブの採寸表を**図I-50**に示す。

【上肢：採寸表での略語】
　C：arm circumference　　上肢周径
　L：arm lengths　　　　　上肢長さ

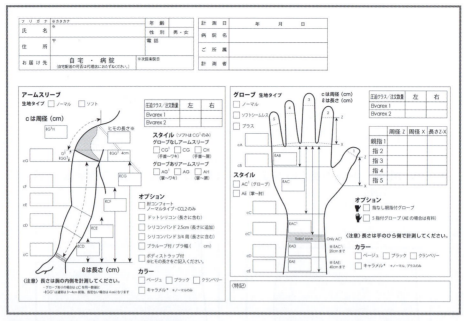

図I-50　スリーブ・グローブ採寸表

1 測定単位

長さの測定単位は5 mm（グローブは1 mm）、周径の測定単位は1 mmで記載する。

2 スリーブ採寸のポイント

基点はC点（手関節）とし、坐位にてリラックスした状態で腕をテーブルに

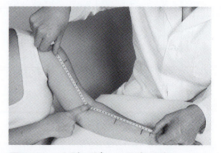

図I-51　上肢メジャーの当て方

置いて測定する。メジャーを準備し、C点からの各測定ポイントに線を引き、ポイントごとに周径を測定していく。長さを測定する場合は、患肢にメジャーを沿わせながら上肢の内側で測定する（**図I-51**）。

【圧迫クラスとスリーブのタイプを決める】

ミトン付きスリーブとスリーブが選択できる。スリーブタイプは、原則としてグローブと併せて使用する。

3 測　定

1. Cの測定

cC：手関節を屈曲させてしわができるところの周径に0.5 cm加算する。手関節を屈曲した際に食い込まないような長さとする（**図I-52**）

測定法：スキンメジャー（cCの測定値が小さすぎると，手背に浮腫が生じる場合があるため注意する）

2. Dの測定

cD：CとEの中間点で周径が増加し始めるところ（**図Ⅰ-53**）

lD：CからEの中間点部の長さ

測定法：タイトメジャー

3. Eの測定

cE：肘関節を約60°程度屈曲させた状態で肘窩から肘頭の測定（**図Ⅰ-54**）

lE：C（手関節）からcE（肘関節）までの長さ。皮線（しわ）を目安とする

測定法：スキンメジャー

4. G（腋窩）の測定

cG：腋窩に紙を挟み1周回した位置の周径（**図Ⅰ-55**）

lG：CからGまでの長さ

測定法：スキンメジャー

5. G1の測定

lGG：GからG1までの長さ

スリーブの斜めカットの幅の測定（Gポイントより3〜5 cmの範囲）

6. Hの測定（**図Ⅰ-56**）

lGH：GからHまでの長さ

H：ブラ紐の外側の位置（または腋下の真上の位置）

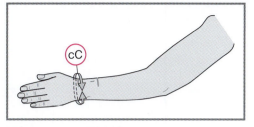

図Ⅰ-52　cCの測定法

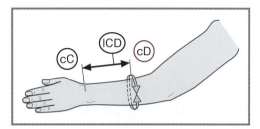

図Ⅰ-53　cDの測定法

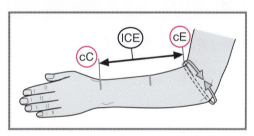

図Ⅰ-54　cEの測定法

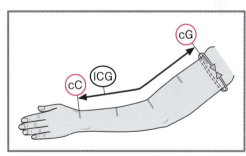

図Ⅰ-55　Gの測定法

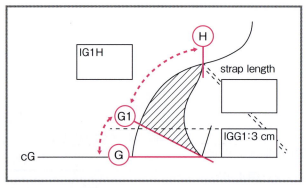

図I-56　Hの測定法

　肩まであるタイプ（ブラループ付き）幅を測定。患者の希望の位置（ブラジャー肩ひもの外側あたりがよい）とする。

上肢グローブ採寸表

採寸表は図I-50に示した。

| C：arm circumference | 上肢周径 |
| L：arm lengths | 上肢長さ |

1 グローブ採寸のポイント

　基点はA点（MP関節）とし，スリーブと同様に坐位にてリラックスした状態で腕をテーブルに置いて測定する。

【圧迫クラスとグローブのタイプを決める】

　ミトンとグローブが選択できる。スリーブとの分離型の場合，重なる部分の圧が強くなるため，Cの周径は＋5mmしたうえで記載する。

2 測　定

1. Aの測定

　cA：MP関節を屈曲させ手掌にできるしわの位置（示指と小指を結ぶ線）の周径を測定。測定肢位は，指を外転した状態とする（**図I-57**）

2. Bの測定

　cB：母指のMP関節部からAと平行に引いたポイントの周径を測定（図I-57）
　lAB：AからBまでの長さ（2.5～4cm程度）（**図I-58**）

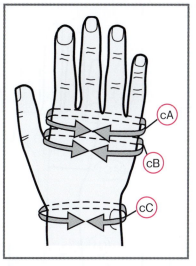
図I-57 cA,cB,cCの測定法（周径）

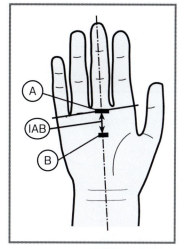
図I-58 IABの測定法（位置）

3. Cの測定
　cC：手関節の周径を屈曲位で測定し5 mm加算する（スリーブCと同じポイントで測定する）（図I-57）
　測定法：スキンメジャー

　lAC：AからCまでの長さ（**図I-59**）

4. C1の測定
　cC1：グローブの長さ（cC1の位置）を決定し周径を測定。短すぎると屈曲時にズレを生じる場合があるため，手関節から7 cm程度が望ましい（**図I-60**）
　測定法：スキンメジャー

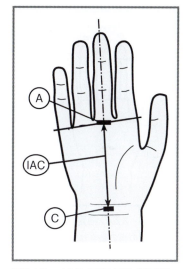
図I-59 lACの測定法（位置）

　lAC1：AからC1までの長さ（**図I-61**）

5. XZの測定
　グローブの指の長さを測定する。手指まで浮腫がある場合は爪の位置とする。基本的には，患者の希望に合わせるが，食い込みを予防する目的に指関節は外した位置で測定する。

実践編　I　圧迫療法

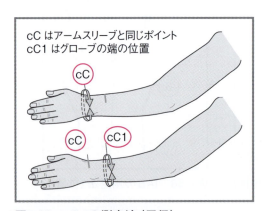

図I-60 cC1の測定法（周径）

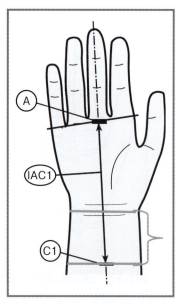

図I-61 IAC1の測定法（位置）

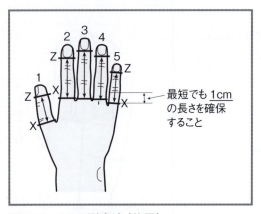

図I-62 XZの測定法（位置）
グローブの指の長さは最長：爪の位置，最短：1cmの間で好みの長さに設定

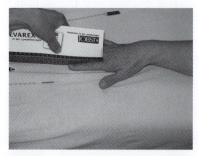

図I-63 メジャーカードを使った測定

　XZ：XからZまでの長さを測定する（母指〜小指まで）。指の長さは，橈側・尺側で比較し，短いほうの数値を選択する（**図 I-62，63**）

6. 各手指の測定

　手指を屈曲してしわができる位置（掌側）第1指〜5指まで
　cX：手指の付け根の周径（示指〜小指まで）（**図 I-64**）
　測定法：スキンメジャー
　母指cXは可動域が大きいため，母指のMP関節を屈曲させた状態でメジャー

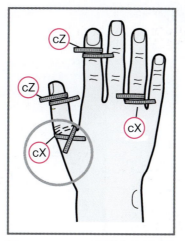

図I-64　cX, cZの測定法（位置）

を重ね合わせ関節を含んで測定する。

cZ：手指の先端の周径（示指～小指まで）（図I-64）
測定法：スキンメジャー

手指の周径は，きつく測定しやすいので注意する。cX（指根）よりcZ（先端）のほうが周径が大きい場合は，大きい数値に合わせる。

処方後の確認

(1) 新たに処方した弾性着衣が適正に装着されているかどうか，オーダーメイドの場合は注文書どおりのでき上がりか，また治療を要する部位がすべて装着範囲に入っているかなどをチェックする。
(2) 初回の装着では，弾性着衣の着脱の方法を指導し，その後，患者または家族の着脱を実際に観察，評価する。
(3) 最初の装着で明らかになった装着時の問題点や，弾性着衣の手入れ方法についての指導を行う。
(4) 2回目以降も，受診時には装着法の確認や問題点のヒアリングにより，軌道修正を適宜行って適正なセルフケアを習得させる。
(5) 適切に装着するためにも1日に何度か，しわが寄っていないかなどをチェックするような指導が必要である。

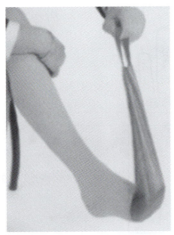

図I-65 イージースライド（つま先ありストッキング）
（製造元：オランダ・アリオンインターナショナル社，輸入販売元：アルフレッサ ファーマ株式会社）

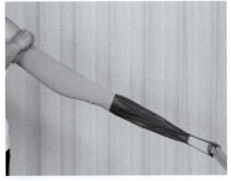

図I-66 イージースライド（スリーブ）
（製造元：オランダ・アリオンインターナショナル社，輸入販売元：アルフレッサ ファーマ株式会社）

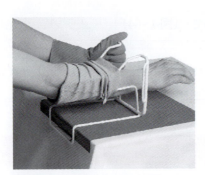

図I-67 バトラー（スリーブ）
（写真提供：ナック商会株式会社）

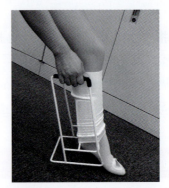

図I-68 バトラー（ストッキング）
（写真提供：ナック商会株式会社）

指導内容

(1) 弾性着衣は基本的に日中に装着する。
(2) 患者にとって弾性着衣は必要不可欠となるため，患者のADLを十分に考慮して弾性着衣を選択していく。圧が高くなるにつれて弾性着衣の装着は難しくなるので，高齢者などの場合は適正に装着できるかどうかを十分に確認して提供すべきである。
(3) 装着の際に弾性着衣を素手で引っ張り過ぎると，爪で生地を傷める場合がある。いったん伝線が入った弾性着衣はどんどん傷が広がっていき使用できなくなるので，これを回避するために装着の際にはゴム手袋などを使用する

よう指導する。

⑷　弾性着衣による効果は，継続性に依存する割合が高いので，患者のQOLを考慮しながら，注意深く評価を繰り返してコンプライアンスの保持に努める。

⑸　審美上の問題から弾性着衣を装着したがらない症例もみられる。これは医療者が患者に装着しなかった場合に生じ得るさらなる不利益（病状の進行）をきちんと説明していない場合に起こることが多い。現在，着衣に用いられる材質はどんどん薄いものになっているとはいえ，患者の心理学的見地からも家族や医療者による包括的サポートが重要である[4]。

装着補助具

弾性着衣の装着に難渋する場合は補助具を使用すると，容易に装着することができる。装着補助具の例を**図I-65〜68**に示す。

療養費申請

保医発_第0321001号
平成20年3月21日

地方社会保険事務局長
地方厚生（支）局長
都道府県民生主管部（局）
国民健康保険課（部）長
都道府県老人医療主管部（局）
老人医療主管課（部）長

殿

厚生労働省保険局医療課長

四肢のリンパ浮腫治療のための弾性着衣等に
係る療養費の支給における留意事項について

四肢のリンパ浮腫治療のために使用される弾性ストッキング，弾性スリーブ，弾性グローブ及び弾性包帯（以下「弾性着衣等」と言う。）にかかる療養費の支給については，「四肢のリンパ浮腫治療のための弾性着衣等に係る療養費の支給について」（平成20年3月21日保発第0321002号）により通知されたところであるが，支給に当たっての留意事項は以下のとおりであるので，周知を図られたい。

記

1　支給対象となる疾病
リンパ節郭清術を伴う悪性腫瘍（悪性黒色腫，乳腺をはじめとする腋窩部のリンパ節郭清を伴う悪性腫瘍，子宮悪性腫瘍，子宮附属器悪性腫瘍，前立腺悪性腫瘍及び膀胱をはじめとする泌尿器系の骨盤内のリンパ節郭清を伴う悪性腫瘍）の術後に発生する四肢のリンパ浮腫

2　弾性着衣（弾性ストッキング，弾性スリーブ及び弾性グローブ）の支給
(1)　製品の着圧
30mmHg以上の着圧を支給の対象とする。ただし，関節炎や腱鞘炎により強い着圧では明らかに装着に支障をきたす場合など，医師の判断により特別な指示がある場合は20mmHg以上の着圧であっても支給して差し支えない。

(2)　支給回数
1度に購入する弾性着衣は，洗い替えを考慮し，装着部位毎に2着を限度とする。（パンティストッキングタイプの弾性ストッキングについては，両下肢で1着となることから，両下肢に必要な場合であっても2着を限度とする。また，例えば①乳がん，子宮がん等複数部位の手術を受けた者で，上肢及び下肢に必要な場合，②左右の乳がんの手術を受けた者で，左右の上肢に必要な場合及び③右上肢で弾性スリーブと弾性グローブの両方が必要な場合などは，医師による指示があればそれぞれ2着を限度として支給して差し支えない。）
また，弾性着衣の着圧は経年劣化することから，前回の購入後6カ月経過後において再度購入された場合は，療養費として支給して差し支えない。

(3)　支給申請費用
療養費として支給する額は，1着あたり弾性ストッキングについては28,000円（片足用の場合は25,000円），弾性スリーブについては16,000円，弾性グローブについては15,000円を上限とし，弾性着衣の購入に要した費用の範囲内とすること。

3　弾性包帯の支給
(1)　支給対象
弾性包帯については，医師の判断により弾性着衣を使用できないとの指示がある場合に限り療養費の支給対象とする。

(2)　支給回数
1度に購入する弾性包帯は，洗い替えを考慮し，装着部位毎に2組を限度とする。
また，弾性包帯は経年劣化することから，前回の購入後6カ月経過後において再度購入された場合は，療養費として支給して差し支えない。

(3)　支給申請費用
療養費として支給する額は，弾性包帯については装着に必要な製品（筒状包帯，パッティング包帯，ガーゼ指包帯，粘着テープを含む）1組がそれぞれ上肢7,000円，下肢14,000円を上限とし，弾性包帯の購入に要した費用の範囲内とすること。

4　療養費の支給申請書には，次の書類を添付させ，治療目的として必要がある旨を確認した上で，適正な療養費の支給に努められたいこと。
(1)　療養担当に当たる医師の弾性着衣等の装着指示書（装着部位，手術日等が明記されていること。別紙様式を参照のこと。）
(2)　弾性着衣等を購入した際の領収書又は費用の額を証する書類。

▶ 支給について

弾性着衣と後述の包帯は同一部位について1回に2セットを半年ごとに購入すれば療養費の申請ができる（部位が異なれば半年以内の購入でも療養費の申請が

可能）。申請書の日付と同日，または日付以降の領収書が有効となる。

【支給上限額】

〈弾性着衣〉

ストッキング：両側28,000円，片足25,000円まで

スリーブ：16,000円まで

グローブ：15,000円まで

〈弾性包帯キット〉

筒状包帯，パッティング包帯，ガーゼ指包帯，粘着テープなどを含む1組とする。

上肢：7,000円まで

下肢：14,000円まで

7 多層包帯法（MLLB）

⚠ EBM　多層包帯法の治療効果：B（上肢），C1（下肢）

　多層包帯法（multi-layer lymphedema bandaging；MLLB）は，弾性包帯を多重層に患肢に巻き上げることで組織間圧を高め，リンパ液を患肢の末梢から中枢へ誘導する方法である。四肢の変形が高度な状態で，弾性着衣では均一的な圧迫が困難な中等度以上のリンパ浮腫治療においては，まず弾性包帯を用いて集中的にリンパ液を排液し，弾性着衣へ移行し維持していく。

MLLBにおける着圧

　MLLBでは，ラプラスの法則に基づいて行うことが重要となる。ラプラスの法則とは，同じ圧でも半径の大きい所では圧迫圧が弱く，半径の小さい所では圧迫圧は強くなることで，MLLBにおいては，同じ伸展圧で患肢を巻くと半径の大きい上腕（大腿）では圧迫圧が弱くなり，半径の小さい前腕（下腿）では圧迫圧は強くなることをいう（**図 I -69**）。きつく巻きすぎてしまうと血行障害を起こすため，圧縮ではなく心地よい圧迫を心がけることが大切である。ただし，2時間後には圧が20 mmHg低下傾向にあるとの報告[5]もあるため，それらを考慮したMLLBのテクニックが効果的に患肢の周径を改善させるうえで重要となる。

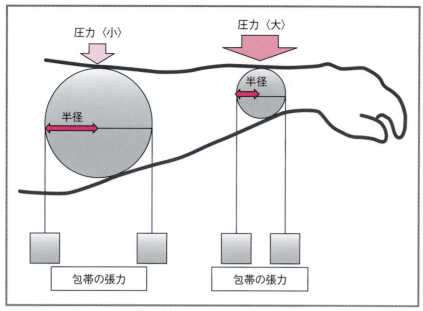

図I-69 ラプラスの法則

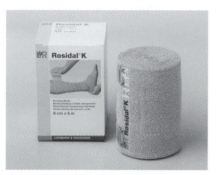

図I-70 ショートストレッチ包帯
(写真提供:ナック商会株式会社)

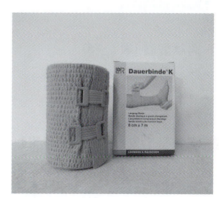

図I-71 ロングストレッチ包帯
(ナック商会株式会社)

弾性包帯の種類

　MLLBに用いる包帯は，その反発係数によってショートストレッチとロングストレッチの2つに大別される。

1 ショートストレッチ包帯

　ショートストレッチ包帯(**図I-70**)は同じ力をかけてもロングストレッチ包帯(**図I-71**)ほど伸縮性がない。したがって，ショートストレッチ包帯による圧迫は，筋収縮時と筋弛緩時の着圧差が大きく筋ポンプ作用がより大きい。リンパ浮腫治

療で行われるMLLBでは，ショートストレッチ包帯がもっとも使用される。耐久性は高く，動作時圧は筋ポンプ作用を促進する効果が高い。

2 ロングストレッチ包帯

　MLLBで使用されるショートストレッチ包帯に比べて，静止圧が高く常時圧がかかる。柔軟性が高く，筋ポンプ作用はショートストレッチ包帯ほど有効に働かないが，活動性が低い廃用性浮腫や終末期の浮腫，軽度のリンパ浮腫，静脈疾患，整形領域の浮腫には適している。

MLLBの材料

1 指包帯（図Ⅰ-72）

- 手足の指に軽い圧迫をかける。
- 可動に対応できるように設計する。
- 耐久性は低い。

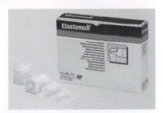

図Ⅰ-72　指包帯
（写真提供：テルモBSN）

2 筒状包帯（図Ⅰ-73）

- 汗を吸収し皮膚を保護する。
- コットン素材である。

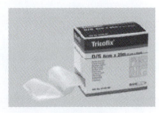

図Ⅰ-73　筒状包帯
（写真提供：テルモBSN）

3 綿包帯（パッティング包帯）（図Ⅰ-74）

皮膚を保護し，弾性包帯の圧力を均一に分散する。

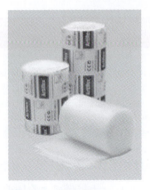
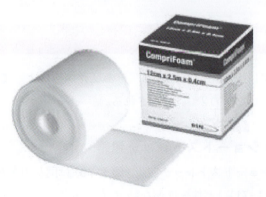

図Ⅰ-74　綿包帯
（写真提供：テルモBSN）

4 ショートストレッチ包帯

図Ⅰ-70を参照されたい。

5 テープ（図Ⅰ-75）

MLLB専用のテープでは粘着材が残りにくい。

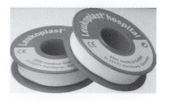

図Ⅰ-75　テープ
（写真提供：テルモBSN）

表Ⅰ-8　部位に応じた包帯幅の目安

		4 cm 6 cm	8 cm	10 cm	12 cm
上肢	上腕			○	○
	前腕		○	○	
	手	○			
下肢	大腿			○	○
	下腿		○	○	
	足	○			

包帯サイズの選択

　同じショートストレッチ包帯にも，部位に応じて使い分けられるようにいくつか幅の種類がある。

　患肢の状態に合わせて，適宜サイズを選択していく。上下肢のMLLBで使用する包帯の部位に応じた目安を**表Ⅰ-8**に示す。

MLLBを行う際の留意点

　初めてMLLBを行う患者は，圧迫による血行障害の徴候に気づかない場合があるので十分な説明を行う。とくに外来で介入する際は，治療を行った後の患者

 圧の一定化のための工夫

　上肢，下肢が完全な円柱形であれば何も考えなくてよいが，実際は内果，外果などの凹凸があり一定に圧をかけることは難しい。また，重症患者の場合，四肢の変形度も高いので，包帯を巻く前に均等に圧がかかるようなパッディング材を使用することは重要である。

の状況を把握しきれないため，圧迫により痛みや色調の変化，感覚の変化など異常を感じた際は弾性包帯を外すように指導し，次回の治療の際に医療者に伝えるように話す。また，高血圧や心疾患などを合併している場合は，通常より圧を緩めて反応を確認しながら，徐々に圧を上げていくことも安全に治療を行ううえで大切である。

基本包帯法

基本包帯法には，環行帯，螺旋帯，蛇行帯，8の字帯（麦穂帯），亀甲帯などがあげられる。リンパ浮腫では，螺旋帯，麦穂帯を用いてMLLBを行うことが多い。

螺旋帯では，一巻きごとに前に巻いた包帯の1/2～2/3を重ねて螺旋状に巻き上げていく（**図Ⅰ-76**）。8の字帯は，8の字を描くような巻き方で，何重か巻くと交差する部分が麦穂のように見えることからそう呼ばれる（**図Ⅰ-77**）。

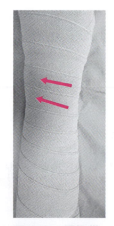

図Ⅰ-76　螺旋帯

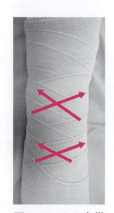

図Ⅰ-77　8の字帯

下肢の包帯法

1 スキンケア

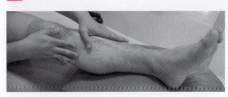

スキンチェック後，保湿を行う。乾燥した状態で圧迫すると皮膚を傷め感染症の原因となるため，保湿を心がける。

2 筒状包帯のカット

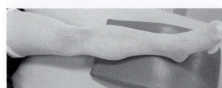

筒状包帯を下肢の長さより2倍ほど多めに切り取る。
両端を折り返せるだけの十分な長さの筒状包帯を用意する。

3 指包帯を巻く

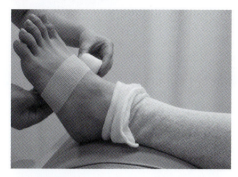

①筒状包帯をまくり上げてから始める。

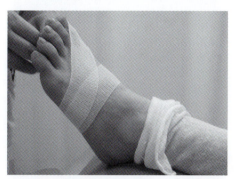

②足背を1周巻き母指から順番に指先から付け根へ向けて，肌が見えないように各指を3周ほど巻く。それぞれ巻くごとに足背を巻く。

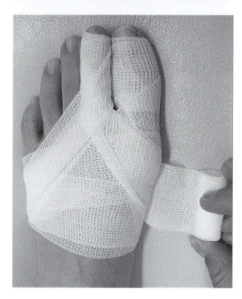

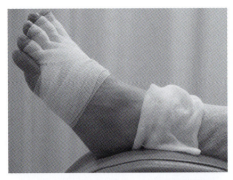

③小指は浮腫がなければ巻かなくてもよい。巻き終わったら，筒状包帯を折り返す。

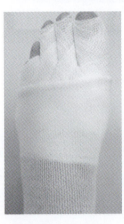
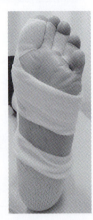

4 綿包帯を巻く（足背部〜下腿部）

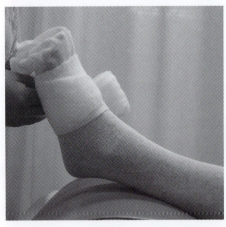

①綿包帯を隙間ができないように膝下まで巻く。

筒状包帯の目的

　筒状包帯の目的は①皮膚の保護，②汗の吸収，③材質である。
　皮膚が高圧下におかれるので目が粗いネット類を利用すると織りに沿って血行障害が起こることがある。しわを作らない理由も同じく，しわの部分で循環障害を起こさないためである。

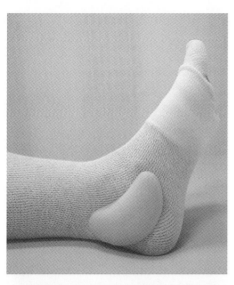

圧が均等にかかるようにパットを入れる。

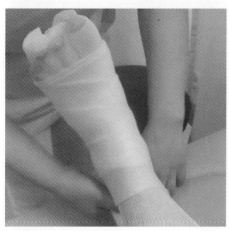

②綿包帯は半分ほど，重ねるように巻き上げる。

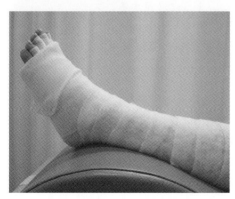

③指先で筒状包帯を折り返し固定する。

5 弾性包帯を巻く（足背部）

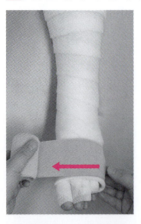

①6 cm弾性包帯で小指側から足背を指の付け根に合わせて2〜3周巻く。

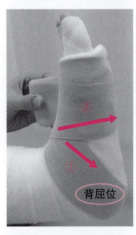

②包帯を内側から踵に回し，写真中の①足背から②踵に巻く（必ず足関節背屈位で行う）。少しずつずらしながら同様に巻く。

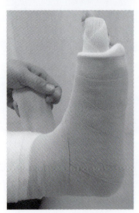

③踵部分を巻き上げたら下腿を螺旋帯で巻く。包帯を引っ張りすぎないように注意する。

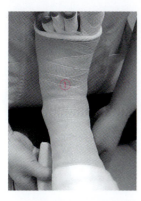

④次に8 cm弾性包帯で1本目と同じ場所から巻き始める。

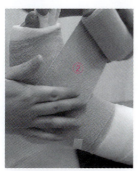

⑤写真中の①足背部，②足背，③踵の順で巻きが緩いところを補足しながら足首に進む。

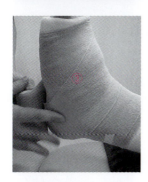

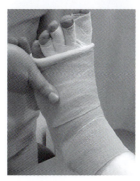

⑥足首を越えたら，螺旋帯または8の字帯で上に向かって巻き上げる。
このときも必ず足関節背屈位で行う。

実践編

Ⅰ 圧迫療法

6 綿包帯を巻く（大腿部）

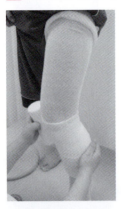

①膝下から15cmの綿包帯を鼠径部まで巻く。

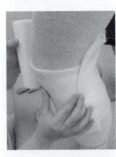

②膝の内側は，包帯を二重に折りたたんで，食い込みを防止する。

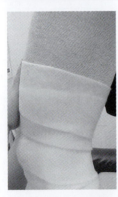

③鼠径部の下まで巻き進め，二重に巻き終えたら端を挟み込む。

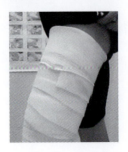

④最後に，余らせておいた筒状包帯を返す。

7 弾性包帯を巻く（下腿部〜大腿部）

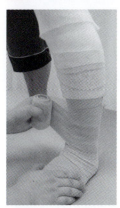

①立位で10 cm弾性包帯で下腿部から中枢に向けて巻く。

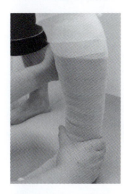

②身体の表面に沿わせ転がすように常に同じ伸展圧で巻き上げていく。

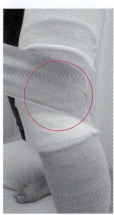

③膝を曲げ膝の内側を通すように巻く。

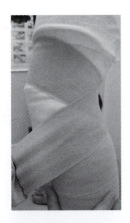
④そのまま膝上の後ろを巻き，膝の内側で交差させるように巻く。

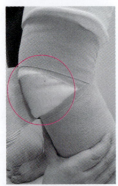
⑤膝のすき間を埋めるように，上方へ巻き進める。

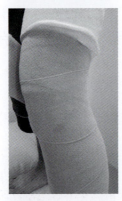

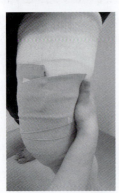
⑥大腿部は12 cm弾性包帯で巻いていく。

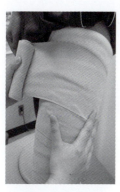
⑦弾性包帯が食い込まないように綿包帯を1 cm程度残して鼠径部の下まで巻き進め，最後は二重に巻く。

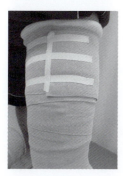
⑧あらかじめ用意しておいたテープでしっかりと留める。

8 圧・血行・動きの確認

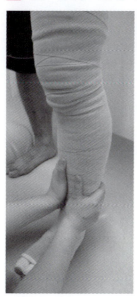
圧のチェックはこまめに行う。

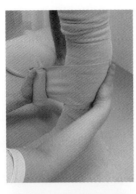

圧の弱いところは弾性包帯を補充していく。

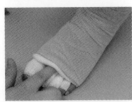

圧の均等・段階的勾配圧などを確認する。緩んでないか，きつすぎないかを確認する（指1本分程度が適当）。

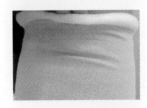

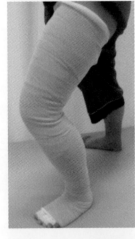

膝関節の屈曲が無理なくできる。

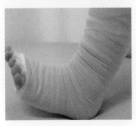

足背の動きが過度に制限されていないかを確認する。

上肢の包帯法

1 スキンケア

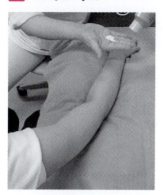

スキンチェック後,保湿を行う。

2 筒状包帯を巻く

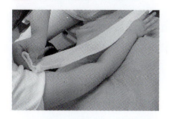

筒状包帯を上肢の長さより2倍ほど,多めに切り取る。

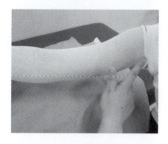

ゆとりをもって穴を空ける。

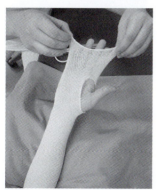

片側に穴を開け,親指を通す。
腋窩までしっかり伸ばす。
両端を折り返せるだけの十分な長さの筒状包帯を用意する。

3 指包帯を巻く

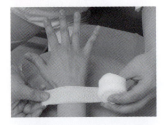

①手指は伸展した状態で指包帯を手首から巻き始め，親指へ巻き進める。このとき包帯は皮膚に密着させ，締め付けないように注意する。

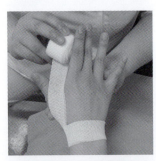

②親指の第一関節から手掌側へ3〜4回巻き進め，手背を通って手首へ巻き進める。

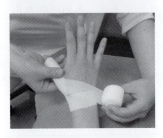

③同様に人差し指，中指，薬指，小指を巻く。手掌で包帯を交差させず，手背を通って手首に巻く。

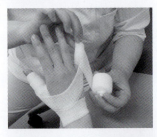

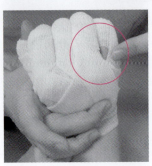

皮膚が見えないように包帯を補充していく。

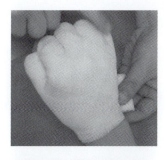

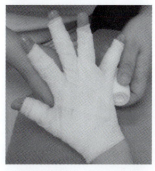

手掌側

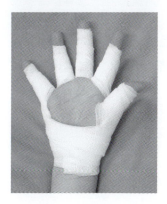

4 綿包帯を巻く

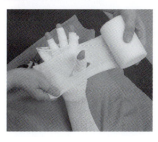

①先端に穴を開け，手背，手掌の順に巻き進める。螺旋帯で1/2ずつ重なるように前腕近位部まで軽く巻く。

実践編

Ⅰ 圧迫療法

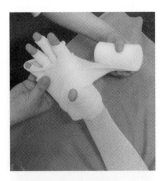

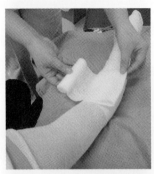

②肘の内側は，包帯を二重に折りたたんで，食い込みを防止する。

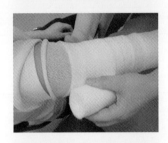

③腋窩まで巻き進め，二重に巻き終えたら端を挟み込む。4肘関節内側部は二重にして食い込ませる。

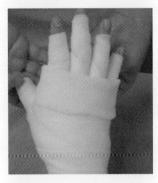

④最後に，余らせておいた筒状包帯を返す。

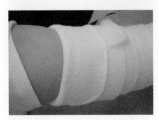

5 弾性包帯を巻く（手関節）

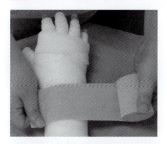

①6 cm弾性包帯で手関節から巻き，そのまま手背を通って小指の方向へ巻く。

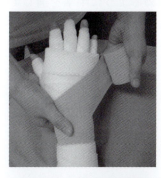

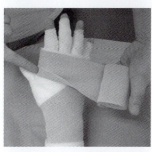

②手掌を通って親指と示指の間を巻き進める。

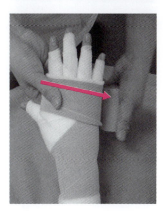

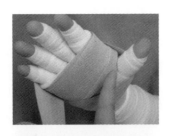
③そのまま手背を通し，手掌を通って親指の付け根へ巻き進める。

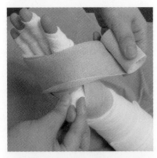
④そのまま手背を通し，親指の付け根にある包帯でできたポケットを埋めるように手掌を通して巻く。この手順をもう一度行い，手首へと巻き進める。

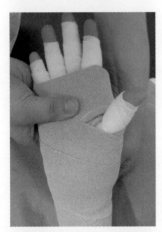

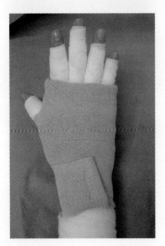

6 弾性包帯を巻く（前腕〜上腕）

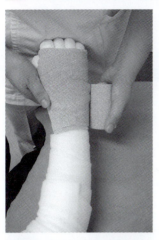

①手を握った状態で8 cm弾性包帯で手背部から中枢に向けて巻く。

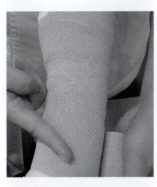

②身体の表面に沿わせ転がすように，常に同じ伸展圧で巻き上げていく。

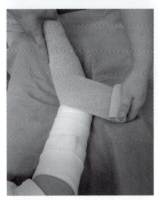

③肘を曲げ，肘の内側を通すように巻く。

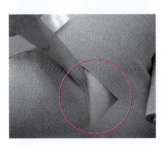

④そのまま肘上の後ろを巻き，肘の内側で交差させるように巻く。

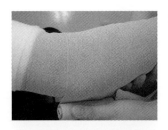

⑤肘のすき間を埋めるように，上方へ巻き進める。

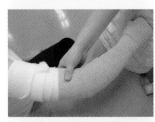

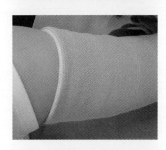

⑥綿包帯を越えないように腋窩まで巻き進め，弾性包帯が食い込まないように注意し最後は二重に巻く。

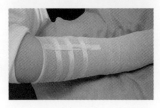

⑦あらかじめ用意しておいたテープでしっかりと留める。

7 圧・血行・動きの確認

　すべて巻き終わったら手関節・肘関節を屈伸させ，可動域制限がないかどうか確認する。肘を曲げて口元に届く範囲とする。

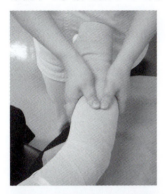

圧のチェックはこまめに行う。

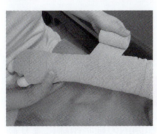

圧の弱いところは弾性包帯を補充していく。

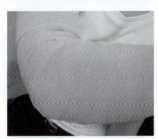

圧の均等・段階的勾配圧などを確認する。肘関節の屈曲ができる（目安肘関節110°）。

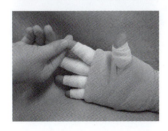

血行チェック

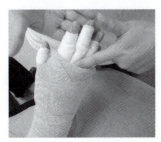

緩んでいないか，きつすぎないかを確認する（指1本分程度が適当）。

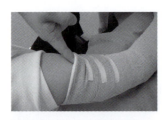

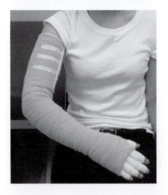

効果的な圧迫療法

パット（**図Ⅰ-77**）やスポンジ（**図Ⅰ-78**）を利用し，範囲内の細胞組織により高い圧迫圧を加え，組織内の循環を活発化して，静脈・リンパ還流を増進させる。浮腫が顕著な部位や皮膚の線維化を認めている場合は，効果的である。

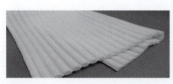
コンプレックスⅡ

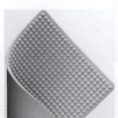
リンパパット

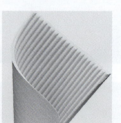

図Ⅰ-77　リンパパット各種
（写真提供：ナック商会株式会社）

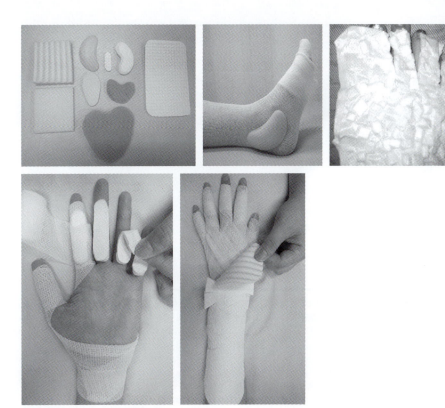

図I-78 スポンジの使用法

多様な圧迫素材

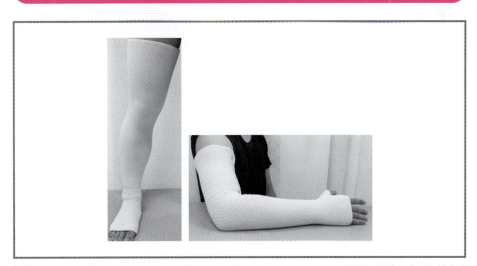

着用時の負担が軽減されており，通気性もよく着脱しやすいので，MLLBが困難な場合や真夏の就寝時などに着用が可能である
（写真提供：テルモBSN）

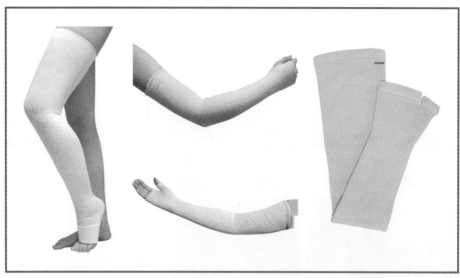

チューブ包帯各種：終末期や緩和期の浮腫に対し，マイルドな圧迫素材として使用可能である．コットン素材のため，皮膚へのストレスも軽減されている
（写真提供：越屋メディカル）

〈文献〉

1) Mortimer PS, Levick JR：Chronic peripheral oedema：The critical role of the lymphatic system. Clin Med 4：448〜453, 2004.
2) Royal College of Nursing. Clini calPractice Guidelines：The manage ment of patients with venous leg ulcers. RCN Institute, London, 1998.
3) Cooper DH, Krainik AJ, Lubner SJ, et al：ワシントンマニュアル（第11版），メディカル・サイエンス・インターナショナル，東京，2008, p292.
4) Rockson SG：Lymphoedema after surgery for cancer：The role of patient support groups in patient therapy. Health Outcomes 10：345〜347, 2002.
5) Damstra RJ, Rartsch H：Prospective, randomized, controlled trial comparing the effectiveness of adjustable compression Velcro wraps versus inelastic multicomponent compression bandages in the initial treatment of leg lymphedema. J Vasc Surg Venous Lymphat Disord 1：13〜19, 2013.

〈参考文献〉

1) 日本リンパ浮腫学会編：リンパ浮腫診療ガイドライン2018年度版．金原出版，東京，2018.
2) Földi M, et al：Földi's Textbook of Lymphology：for Physicians and Lymphedema Therapists. 2nd ed, ELSEVIER, Amsterdam, 2006.
3) Wittlinger H, Wittlinger D, Wittlinger A, 他著；佐藤泰彦訳：Vodder式リンパドレナージュ手技．日本DLM技術者会／キベプランニング，東京，2012.
4) 安保雅博，吉澤いづみ：上肢リンパ浮腫のリハビリテーション；包括的視点からのアプローチ．三輪書店，東京，2011.
5) 吉澤いづみ，安保雅博：上肢リンパ浮腫に対するリハビリテーション．総合リハビリテーション 45：233〜239, 2017.
6) 吉澤いづみ，安保雅博：複合的治療の手段　作業療法ジャーナル 51：486〜491, 2017.

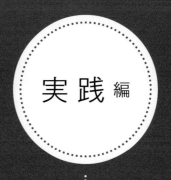

Ⅱ章

用手的リンパドレナージ（MLD）

> 注：実際に治療にあたるには，厚生労働省が定めたカリキュラムを満たす100時間（うち実技67時間）以上の研修を修了すること。

現在のところリンパ浮腫に対する用手的リンパドレナージ（manual lymph drainage；MLD）の有効性やリンパ浮腫の発症を予防する質の高い根拠は示されておらず，症例の選択は慎重に行われるべきとされている[1]。

 用手的リンパドレナージの予防効果：C2（上肢），評価なし（下肢）
用手的リンパドレナージの治療効果：C1（上下肢）

1　目　的

間質に貯留している高濃度のタンパクをはじめとする高分子物質が含まれる組織液を，毛細リンパ管に取り込ませてリンパ液の生成を促し，さらにリンパ液を領域リンパ節または迂回経路を経由して静脈角へ向けて排液する。

2　適応と禁忌

適　応

①間質からのリンパ液の生成[2]
②リンパ管の輸送能力の向上[3,4]

コラム　Gate Control 説

ぶつけたところをさすったりなでたりすると少し痛みが軽くなる。これがGate Control説といわれるもので，Patrick D.WallとRonald Melzackが1965年に提唱した疼痛抑制に関する理論である。「ちちんぷいぷい」は単なるおまじないにあらず。

③疼痛緩和（Gate Control説）

禁　忌

　もっとも一般的な禁忌を以下に示すが，実際には血管濾過圧の上昇，血管再吸収圧の下降，血管透過性の亢進などをきたすさまざまな病態とリンパ浮腫を発症している場合も多いため，MLDの適否は医師の判断に基づいて注意深く決定されるべきである[4]。

1　一般禁忌[5]
①蜂窩織炎／丹毒
②腎不全
③不安定高血圧
④重症心不全
⑤腹水を伴う肝硬変
⑥上大静脈閉塞
⑦未治療の結核またはマラリア

2　局所禁忌（この部位を避ける）[5]
①未治療の甲状腺機能障害
②原発性腫瘍
③転移

3 ｜ 基本手技

⑴　標的は筋膜よりずっと浅い層（約0.2 mmの深さ）に分布する毛細リンパ管であるため，線維化を和らげるための場合を除き，皮膚循環に影響を与えるほどの強い機械的刺激を与えてはならない。

⑵　オイルなど摩擦を減じる潤滑剤を使用せず，手掌を皮膚面に密着させて行う。

⑶　次第に圧をかける相とゆっくり圧を抜いていく相からなる。

⑷　ゆっくりと円を描くような動きを基本として，（真皮乳頭部が伸びるように）皮膚をストレッチさせる。手掌と皮膚面が密着し牽引され伸びるような

MLDの起源

「日々適度に働き，朝晩運動をすれば，食欲，けっこうよく病知らず」
　江戸時代の学者貝原益軒(1630～1714)の著書『養生訓(ようじょうくん)』に「身体は日々少ずつ労働すべし。久しく安座すべからず。～此如く日々朝晩運動すれば，針・灸を用ひずして，飲食・気血の滞なくして病なし」と書かれている。運動が体内還流をよくして健康増進につながる，とはまさに現代にも通じる先人のすばらしい教えである。16世紀に入ってリンパ系の研究はさかんになっていき，さまざまな議論と発見を繰り返した。その後，リンパ系の仕組みや機能が次々と解明されていくなかで，体表面からのリンパ液へのアプローチが医療や健康増進に重要であることがわかってきた。
　用手的リンパドレナージ(MLD)は，1930年代にオランダの医師であるVodder夫妻が，慢性副鼻腔炎や免疫障害の症例に対して行った。夫妻はその後も手技についての研究と改良を重ね，現在のボダー式を確立したといわれる。英語文献では「massage(マッサージ)」と表現されることもあって，日本では耳慣れない「drainage(ドレナージ)」という単語が置き去りになり，リンパ浮腫の治療に対して誤った手技が汎用されることも少なくなかったが，2008年にリンパ浮腫指導管理が保険収載されて以降，医療者への啓発が進み，現在では用手的リンパドレナージが医療手技であることが周知されるようになった。

〈参考文献〉
Stillerman E : Modalities for Massage and Bodywork. Mosby, Maryland Heights, 2009, pp129～143.

イメージを描きながら行う。
(5) 1秒に1回を目安とした緩徐なペースで行う。
　MLDは繋留フィラメント(**図Ⅱ-1**)を他動的に動かし，内皮細胞の間隙を広げ，そこに高分子のタンパクなどが回収されることでリンパ液の生成を促す。

基本ストローク

　ピアノテクニックを除くすべてのストロークは，排液方向に向けて皮膚をゆっくりとストレッチして，排液方向で少し「溜め」を作ってゆっくりと開始位置に戻る動きが基本となる。

1 ステーショナリーサークル(図Ⅱ-2)

あらゆる部位に対して行う。
手指から手掌にかけて，全体を皮膚面に密着させ，円を描くようにゆっくり動かす。リンパ液の排液方向に円を描くように皮膚を伸長する。

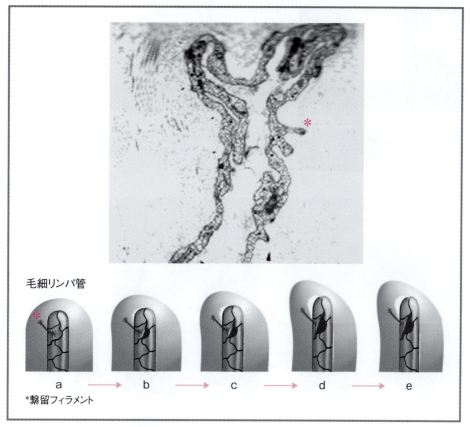

図Ⅱ-1　毛細リンパ管と繋留フィラメント
毛細管内皮細胞の外側には多数の繋留フィラメント（anchoring filaments）が付着しており，内皮細胞を牽引することによって細胞間隙（open junction）が広がり間質腔から組織液が流入する

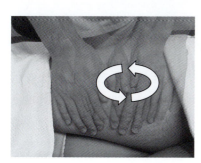

図Ⅱ-2　ステーショナリーサークル
- 手掌を患部に密着させる
- 滑らないようにする
- 手の短軸方向に誘導する
- 緩やかな圧を加えながら誘導し，密着を保ったまま戻ってくる
- 誘導の頂点で皮膚に過剰なストレスがかからないように，緩やかに円を描きながら行う

2　ポンプテクニック（図Ⅱ-3）

主に四肢に対して行う。

手関節を尺屈し，手掌全体で包み込むように患肢の皮膚に密着させる。近位方向に向けて，施術者の前腕の長軸方向にゆっくり皮膚を伸長する。指先で握り込まないように注意する。

実践編　Ⅱ　用手的リンパドレナージ（MLD）

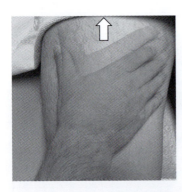

図Ⅱ-3 ポンプテクニック
- 母指外転，尺屈で手掌を患部に密着させる
- 滑らないようにする
- 前腕の長軸方向に誘導する
- 緩やかな圧を加えながら誘導し，密着を保ったまま戻ってくる

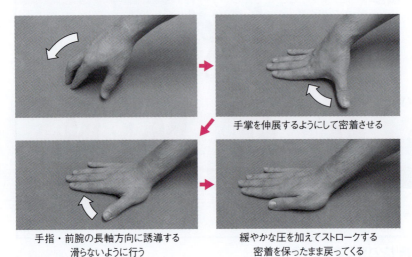

手掌を伸展するようにして密着させる

手指・前腕の長軸方向に誘導する
滑らないように行う

緩やかな圧を加えてストロークする
密着を保ったまま戻ってくる

図Ⅱ-4 ロータリーテクニック

3 ロータリーテクニック（図Ⅱ-4）

主に体幹に対して行う。

母指を手掌側外転位，残り4指は皮膚に軽く密着させた状態で，母指および示指の指先から皮膚に接触させ，そのまま尺側まで密着させる（母指から母指球に力が移動していく感覚）。手掌面が密着したら，施術者の手指の長軸方向に皮膚を伸長する。

4 スクープテクニック（図Ⅱ-5）

施術者から見て後面の四肢に対して行う。

前腕を回外しながら，肢後面の施術面に滑り込むように密着し，すくい上げるように近位方向に皮膚を伸長する。

5 ピアノテクニック（図Ⅱ-6）

胸骨傍リンパ節など主にリンパ節（時に線維化，硬化の著明な部位）に対して

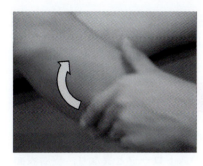

図Ⅱ-5　スクープテクニック
- 施術者から見て肢後面に用いる
- 回外しながら，肢後面をすくい上げるようにストロークする

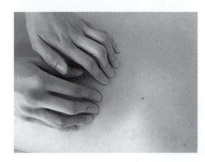

図Ⅱ-6　ピアノテクニック

 リンパ浮腫診療カリキュラムのルーツ

　2008年度にリンパ浮腫指導管理料と圧迫治療のための弾性着衣・弾性包帯に対する療養費が保険収載されたとき，臨床現場には卒前教育でリンパ浮腫について学習したことのない医療者が溢れていた．日本乳癌学会から提出した診療報酬提案書が採択されて，厚生労働省の当時の担当者と一緒に官報の作成にあたりながら，「保険収載を活用できる医療者を育てなければ」と思い立ち，本書の前身となる『リンパ浮腫全書　診断・治療と患者指導』を企画するきっかけとなった「リンパ浮腫指導技能者養成協会（LETTA）」を設立し，同年5月に第1回講座を開講した．当時は日本に基準となる指導要綱がなかったため，海外養成校の指導要綱を参考にして，国際推奨時間とされていた座学45時限（class room hour：45分相当），実習90時限の計135時限を満たす指導要綱を作成し，これに沿って研修を行った．

　翌年の2009年度に厚生労働省委託事業（現後援）「がんのリハビリテーション研修」のブランチとしてリンパ浮腫研修委員会が発足し，その指導要綱はLETTAの指導要綱をもとに策定されたのである．その後，LETTAは437名の修了者を輩出して初期の役割を終えたと判断し，2013年に閉講したが，2016年度の改正で今度はリンパ浮腫研修の指導要綱が官報に掲載される際に，「時限」が「時間」に換算されて「100時間の研修」となった．あのとき「全国どこでも同じように標準的な治療が受けられるように」と願って策定したLETTAの指導要綱が，アップデートされながら今や国内の指針となり，全国の養成校で脈々と使い継がれていることがとても感慨深く，日本のリンパ浮腫診療が着実に前進していることを実感している．

〈参考〉
専門的研修カリキュラムリスト：http://www.lpc.or.jp/reha/modules/newlymph/

行う。

　母指を除く他の4指を利用し，ピアノを弾くように指先を沈めていく。

ほぐし手技

　皮膚の線維化などで皮膚と皮下組織の柔軟性が低下している部位に対して，柔軟性の改善を目的として行う手技である。基本のストロークと異なり，皮膚表面ではなく皮下組織までの深さに対して押し出すようにアプローチする。なお，施術の見た目から「ほぐし」という訳語が用いらているが，筋肉を揉みほぐすのではなく，皮下組織の水分を移動させるための特殊な手技であるという点に注意が必要である。

　ほぐし手技の施術方法は，基本ストロークの施術圧を強めて押し出すような手技などがあり，いずれも基本ストロークに熟練したうえで専門的に学んだ医療従事者が実施する。

4 部位・症状別の施術方法

頸部（図Ⅱ-6）

①軽擦[注1]：胸骨から肩峰までを手背で2～3回（開始のサイン）
②肩の回旋運動を他動的に行う（自動介助運動でもよい）
③左右の鎖骨上窩をステーショナリーサークル
④頸部リンパ節の処理にあたり，耳垂から鎖骨上窩までをステーショナリーサークル
⑤耳介前・後リンパ節の処理にあたり，ステーショナリーサークル（標的は浅頸リンパ節）
⑥後頭骨周辺から頸部リンパ節までステーショナリーサークル（標的は浅頸リンパ節）
⑦僧帽筋をステーショナリーサークル（標的は鎖骨上リンパ節）
⑧上記③～⑦は状況に応じて適宜増減
⑨軽擦：胸骨から肩峰までを手背で2～3回（終了のサイン）

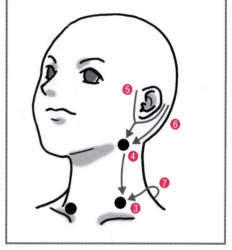

図Ⅱ-6 頸部の手順
（Földi M, et al：Földi's Textbook of Lymphology：for Physicians and Lymphedema Therapists. 3rd ed, ELSEVIER, Amsterdam, 2012.より引用・改変）

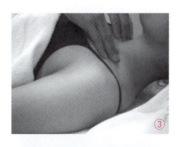
③

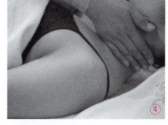
④

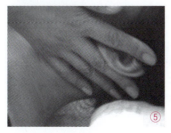
⑤

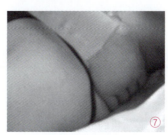
⑦

図Ⅱ-6の部位のステーショナリーサークル

後頸部（図Ⅱ-7）

①軽擦：僧帽筋から後頭部に2～3回
②鎖骨上窩の向きに顎の角度に沿ってステーショナリーサークル
③頭頂部から後頭リンパ節に向けてステーショナリーサークル
④耳介後リンパ節から再び鎖骨上窩に向けてステーショナリーサークル
⑤脊椎に沿って深部にピアノテクニック
⑥上記②～⑤は状況に応じて適宜増減
⑦軽擦：開始と同様に

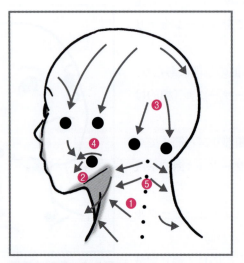

図Ⅱ-7 後頸部の手順
（Földi M, et al：Földi's Textbook of Lymphology：for Physicians and Lymphedema Therapists. 3rd ed, ELSEVIER, Amsterdam, 2012.より引用・改変）

註1 軽擦：MLDの開始，終了時に手掌や手背を用いてなでるようなごく軽い刺激を与える動作のことで，精神的緊張を取り除くとともに知覚神経の刺激により反射作用を起こし，爽快な感覚をもたらす目的で行われる。

顔面部（図Ⅱ-8）

①軽擦：下顎・上顎・頬・額部を2～3回
②顎に沿ってオトガイ下，下顎下から鎖骨上窩へステーショナリーサークル
③下顎部，口角部から顎下リンパ節にステーショナリーサークル
④上顎部，頬部，鼻部をステーショナリーサークル
⑤頬部・眼瞼部下部を顎下リンパ節に向けてステーショナリーサークル
⑥眼窩上隆起の上下と眼瞼部を耳介前リンパ節に向けてステーショナリーサークル
⑦額部・側頭部を耳介前リンパ節に向けてステーショナリーサークル
⑧上記②～⑦は状況に応じて適宜増減・反復
⑨軽擦：開始時と同様に

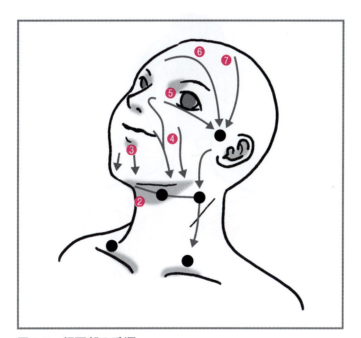

図Ⅱ-8 顔面部の手順
（Földi M, et al：Földi's Textbook of Lymphology：for Physicians and Lymphedema Therapists. 3rd ed, ELSEVIER, Amsterdam, 2012. より引用・改変）

背部（図Ⅱ-9）

①軽擦：施術部位全体を後正中分水嶺から腋窩リンパ節に2〜3回
②腋窩リンパ節をステーショナリーサークル
③肩甲棘上分水嶺上を腋窩方向にステーショナリーサークル
④施術部位を頭側から尾側にかけて3つの区分に分け（**図Ⅱ-9a〜c**），片手，もしくは両手で腋窩方向にロータリーテクニック
⑤指をわずかに広げ胸椎傍と肋間をピアノテクニック
⑥肩甲骨下端をピアノテクニック
⑦上記②〜⑥を適宜増減・反復
⑧軽擦：開始時と同様に

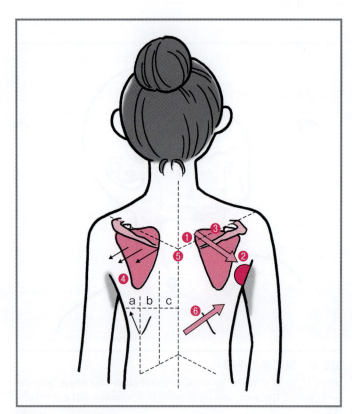

図Ⅱ-9　背部の手順
（Földi M, et al：Földi's Textbook of Lymphology：for Physicians and Lymphedema Therapists. 3rd ed, ELSEVIER, Amsterdam, 2012. より引用・改変）

胸部（図Ⅱ-10）

①軽擦：施術部全体を正中分水嶺（**図Ⅱ-11**）から腋窩リンパ節に2～3回
②腋窩リンパ節をステーショナリーサークル
③鎖骨上分水嶺を腋窩リンパ節に向かってステーショナリーサークル
④乳房を概ね3つに区分して腋窩方向にポンプテクニック（**図Ⅱ-12**）
　a：乳房外側上部から腋窩に向かって
　b：乳頭を含むaとcの中間部から腋窩に向かって
　c：乳房内側下部から腋窩に向かって
⑤下部胸壁を正中分水嶺から体感側面に向かって両手でロータリーテクニック
⑥体幹側面を腋窩リンパ節に向けてステーショナリーサークル
⑦正中分水嶺を施術側の腋窩リンパ節に向けてステーショナリーサークル
⑧指をわずかに広げ胸骨傍リンパ節をピアノテクニック。対側も行う
⑨上記②～⑧を適宜増減・反復
⑩軽擦：開始時と同様に

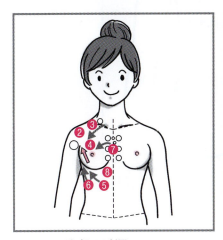

図Ⅱ-10　胸部の手順
（Földi M, et al：Földi's Textbook of Lymphology：for Physicians and Lymphedema Therapists. 3rd ed, ELSEVIER, Amsterdam, 2012. より引用・改変）

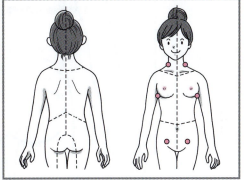

図Ⅱ-11　分水嶺
集合リンパ管は領域リンパ節に向けて一定方向に流れるが，図に解説される場所の一帯でおおよその方向が分かれている。このエリアのことを体表のリンパ液の流れの「分水嶺」などと呼ぶ。実際には，図示したようにきれいな線状に上下左右に分かれているわけではなく，分水嶺の一帯では方向が交錯するような流れが観察される

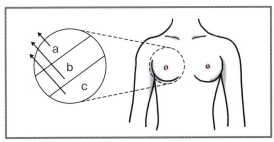

図Ⅱ-12　乳房の手順

腰部・殿部（図Ⅱ-13）

①軽擦：仙骨・殿部から鼠径リンパ節に2～3回
②分水嶺から殿部に向かってステーショナリーサークル
③殿部から鼠径リンパ節に向かってステーショナリーサークル
④分水嶺から腸骨稜の間をステーショナリーサークル
⑤脊椎傍にピアノテクニック
⑥殿部の分水嶺の正中側は内側から鼠経リンパ節に向かってステーショナリーサークル
⑦上記②～⑥は状況に応じて適宜増減・反復（陰部に浮腫がある場合は陰部も追加する）
⑧軽擦：開始時と同様に

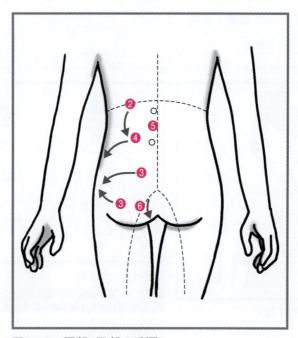

図Ⅱ-13　腰部・殿部の手順

陰部（図Ⅱ-14，15）

衛生グローブを装着する。
①軽擦：陰部から鼠径リンパ節に2～3回
②鼠径リンパ節を外側・内側・末梢側よりステーショナリーサークル
③恥骨部を分水嶺から鼠径リンパ節に向かってステーショナリーサークル
④男性：陰嚢を正中面で左右に分け，それぞれ鼠径リンパ節に向かってステーショナリーサークル
　女性：外陰部を正中面で二分し，それぞれ鼠径リンパ節に向かってステーショナリーサークル
⑤男性：陰茎を近位部から鼠径リンパ節に向かってステーショナリーサークル
⑥男性：陰嚢，陰茎を両手で鼠径リンパ節に向かってステーショナリーサークル
⑦恥骨部を前正中分水嶺から鼠径リンパ節に向かってステーショナリーサークル
⑧鼠径リンパ節をステーショナリーサークル
⑨軽擦：開始時と同様に

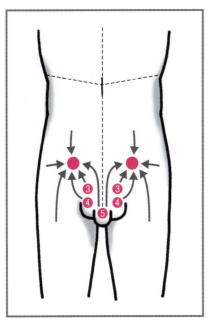

図Ⅱ-14　陰部の手順（男性）

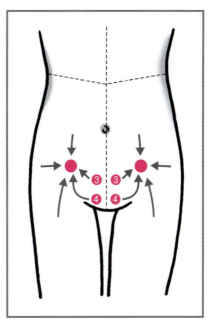

図Ⅱ-15　陰部の手順（女性）

腹部深部（図Ⅱ-16）

①軽擦（吸気と同時に恥骨から胸骨方向へ。呼気とタイミングを合わせ肋骨弓から腸骨稜・恥骨へと動かす）2〜3回

②乳び槽（**図Ⅱ-17**）に向けて左腸骨窩・右腸骨窩および横行結腸の上でステーショナリーサークル

　左腸骨窩：2〜5カ所に分けてずらしながら
　右腸骨窩：2〜5カ所に分けてずらしながら
　横行結腸：乳び槽に向かって3〜5カ所

③呼吸とともに軽擦2〜3回

④腹式呼吸[註2]（図Ⅱ-16に示す順番①〜⑨に手を置く）

⑤呼吸とともに軽擦2〜3回

病歴などによって腹部深部のMLDが行えない場合は腹式呼吸のみか，軽擦程度のMLDを表層にのみ行う。

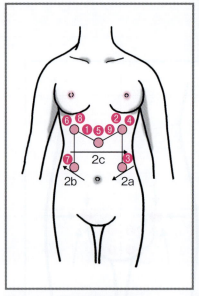

図Ⅱ-16　腹部深部の手順

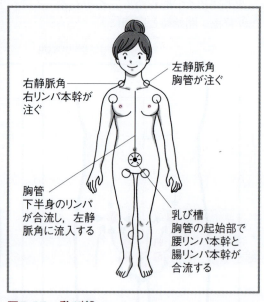

図Ⅱ-17　乳び槽

[註2] 腹式呼吸：腹部深部への施術は，腹部の領域で呼吸に合わせ5つの部位で行う。患者に横隔膜を使った腹式呼吸を指示する。適切な部位に手掌を置いた後，呼気時に手掌面を深く沈めるように動かし，吸気で腹部が膨隆するときに優しい圧力を加える。そのまま吸気が終わるまで，その状態を続ける。吸入と呼気の間の短い休止の間，術者は手掌を次の部位に移動する。

5 臨床的応用

　リンパ液は最終的に左右の静脈角より静脈に連絡するので，MLDは静脈角より開始する。

　1カ所の施術部位に対する適切な実施回数についてはエビデンスがないが，本項ではリンパ節と分水嶺は10回，それ以外は1カ所5回を目安とし病状に応じて加減するものとする。

上肢の用手的リンパドレナージ手順（患側：左上肢の例）

1 前処置

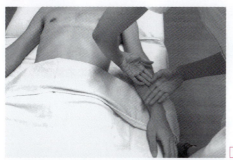

左上肢
軽擦
遠位から近位へ

1

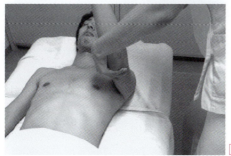

左肩回し

2

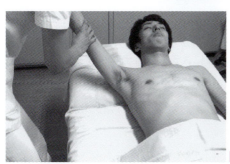

右肩回し

3

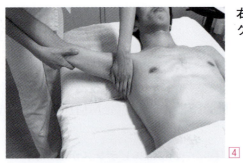

右腋窩リンパ節のステーショナリーサークル

4

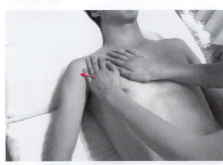

右前胸部を右腋窩方向にステーショナリーサークル

5

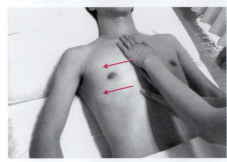

腋窩－腋窩
分水嶺直上を右腋窩方向へステーショナリーサークル（分水嶺の前に右胸部のドレナージを実施してもよい）

6

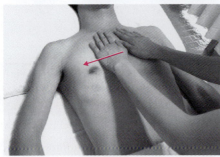

分水嶺を挟み込んで両手で右腋窩方向へステーショナリーサークル

7

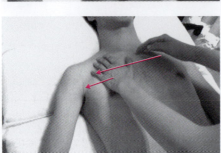

分水嶺から右腋窩方向へ片手で誘導するようにステーショナリーサークル

8

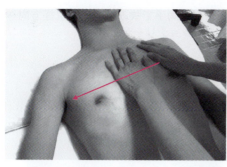
左胸部を右腋窩方向へステーショナリーサークル

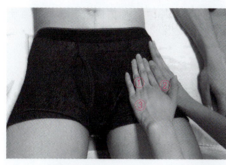
左鼠径リンパ節
鼠径前面ステーショナリーサークル（①）

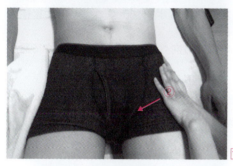
大腿外側から左鼠径リンパ節方向へ（②）

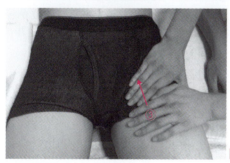
大腿前内側から左鼠径リンパ節方向へ（③）

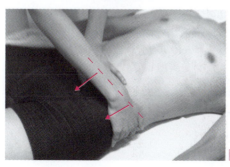
左鼠径－腋窩
分水嶺直上を鼠径方向へ
ドレナージ

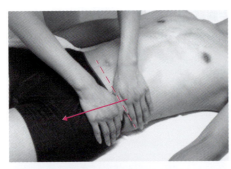
分水嶺を両手で挟み込んで左鼠径方向へステーショナリーサークル

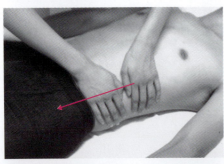
左側腹部から左鼠径方向にステーショナリーサークル

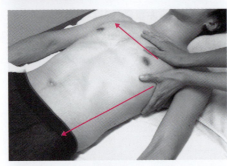
左腋窩からポンプテクニックで左鼠径方向に誘導
右腋窩方向へロータリーテクニックで誘導

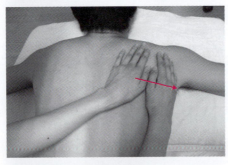
腹臥位となり，後背部を右腋窩近位から右腋窩方向へステーショナリーサークル

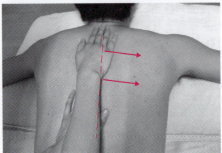
体幹後面
分水嶺直上を右腋窩方向へステーショナリーサークル（分水嶺の前に右背部のドレナージを実施してもよい）

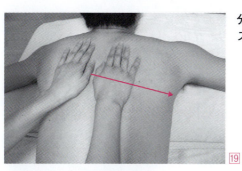

分水嶺を両手で挟み込んで右腋窩方向へステーショナリーサークル

19

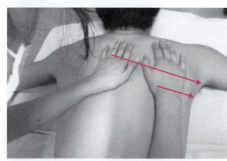

分水嶺から右腋窩方向へ片手で交互に誘導するように

20

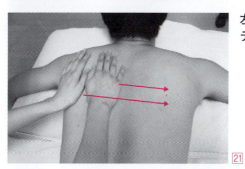

左背部を左腋窩近位から右腋窩方向へステーショナリーサークル

21

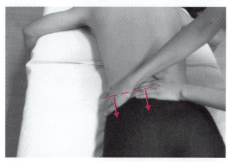

分水嶺から左鼠径方向へステーショナリーサークル

22

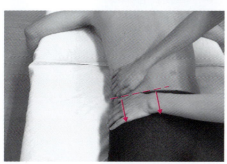

分水嶺を両手で挟み込んで左鼠径方向へステーショナリーサークル

23

実践編

Ⅱ 用手的リンパドレナージ（MLD）

153

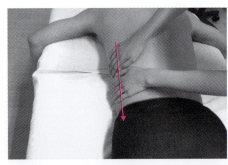

側面と左鼠径方向へステーショナリーサークル
施術部の大きさと施術者の手の大きさに合わせて適宜分割して行う

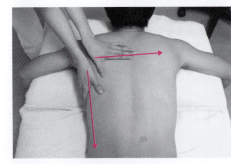

左腋窩から右腋窩へロータリーテクニックで誘導
左鼠径方向へポンプテクニックで誘導

2 患肢の処置

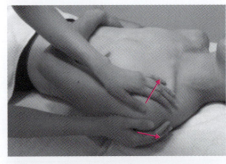

三角筋上に当て，左手で前胸部方向に，右手で後背部方向に交互にステーショナリーサークル

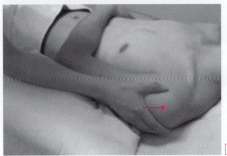

上腕外側面近位を肩峰方向にポンプテクニック

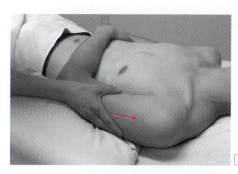

上腕外側面中央

3

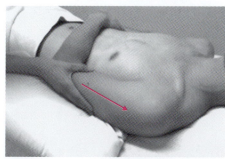

上腕外側面遠位

4

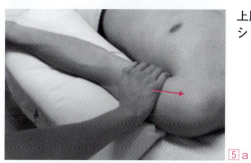

上腕前面近位を肩関節前面方向にステーショナリーサークル

5 a

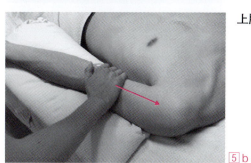

上腕前面中央

5 b

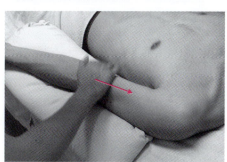

上腕前面遠位

5 c

実践編 Ⅱ 用手的リンパドレナージ（MLD）

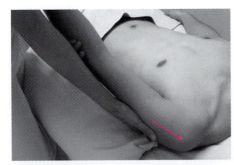
上腕後面近位から肩関節後面方向にスクープテクニックで誘導

6 a

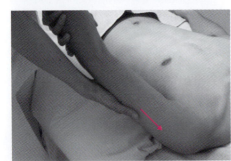
同様に上腕後面遠位

6 b

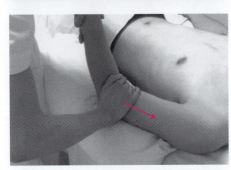
肘前面に接触し，近位方向にステーショナリーサークル
皮膚の可動を促すため，パッシブに肘を屈伸させながら行う

7 a

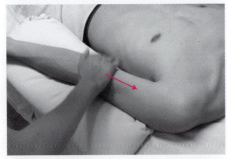

7 b

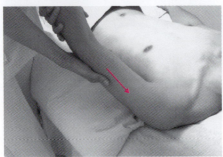
肘後面に接触し，近位方向にステーショナリーサークル
皮膚の可動を促すため，パッシブに肘を屈伸させながら行う

8

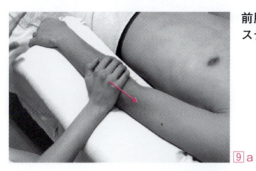

前腕回内位で前腕後面近位から肘方向に
ステーショナリーサークル

9 a

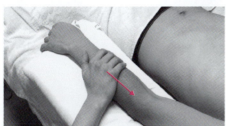

同様に中央

9 b

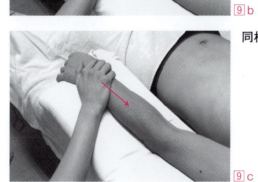

同様に遠位

9 c

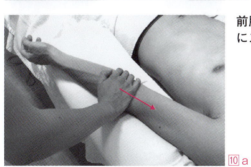

前腕回外位で前腕前面近位から肘窩方向
にステーショナリーサークル

10 a

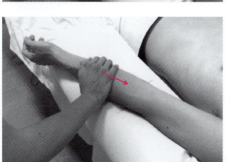

同様に中央

10 b

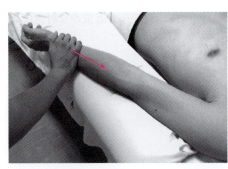 同様に遠位

10 c

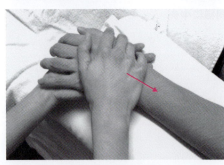 手背を近位へステーショナリーサークル

11 a

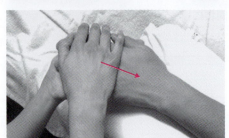 手指背面を近位へ誘導

11 b

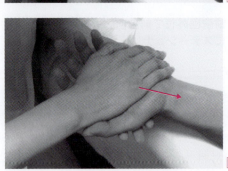 手掌を近位へ

12

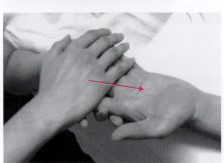 手指前面を近位へドレナージ

13 a

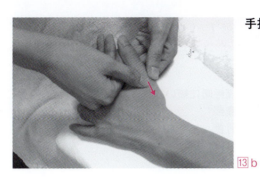

手指を近位へドレナージ

13 b

　手指までを終えたら逆の手順で肩まで戻っていく。その際は遠位から順番に実施する。

3 後処置

すべての工程を最初まで戻りながら実施する。

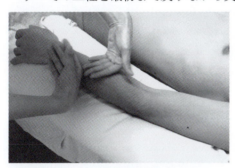

左上肢
軽擦
遠位から近位へ

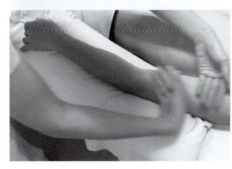

下肢の用手的リンパドレナージ手順（患側：右下肢の例）

1 前処置

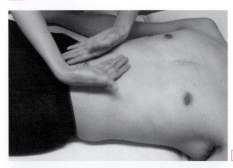

深呼吸に続いて
腹部
軽擦

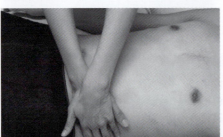

下行結腸を乳び槽方向にドレナージ

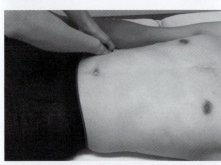

上行結腸を乳び槽方向にドレナージ

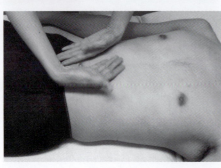

腹部
軽擦

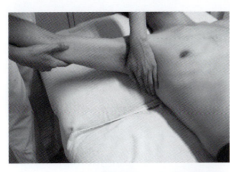

⑤ 肩回しののちに，右腋窩リンパ節ステーショナリーサークル

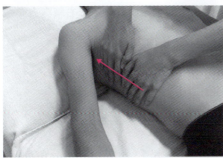

⑥a 右体側面と腋窩方向へステーショナリーサークル

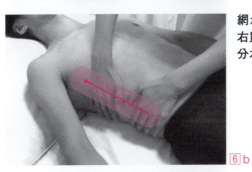

⑥b 網かけ部分を排液路と想定する
右鼠径－腋窩
分水嶺直上を腋窩方向へ

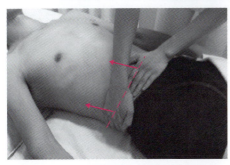

⑦ 分水嶺上に接地し，右腋窩方向にステーショナリーサークル

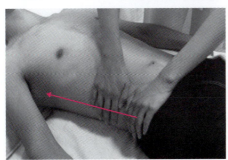

⑧ 分水嶺を両手で挟み込んで右腋窩方向へステーショナリーサークル

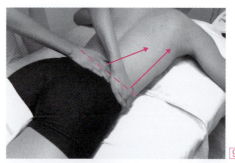

腹臥位となり分水嶺上に接地し，右腋窩方向にステーショナリーサークル

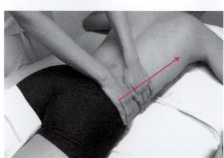

分水嶺を両手で挟み込んで右腋窩方向へステーショナリーサークル

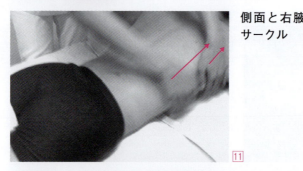

側面と右腋窩方向へステーショナリーサークル

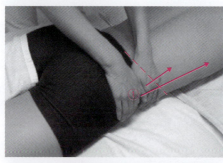

腰部を右体側方向に両手でステーショナリーサークル

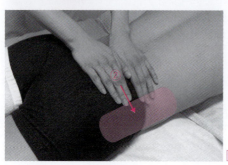

腰部を右体側方向に両手でステーショナリーサークル

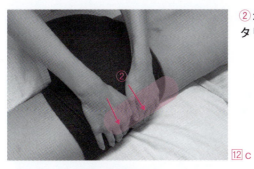

②から片手で交互に誘導するようにロータリーテクニック

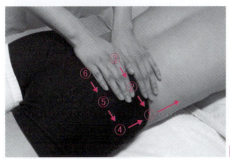

殿部を右体側にステーショナリーサークル

2 患肢の処置

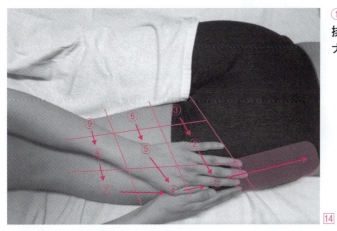

①から順に大腿外側から排液路方向にステーショナリーサークル

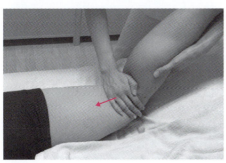

下腿を把持し，膝窩に接触し，近位方向にステーショナリーサークル
皮膚の可動を促すため，パッシブに膝を屈伸させながら行う

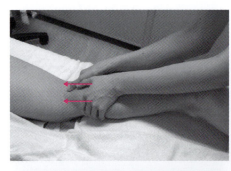

下腿後面は，両手を交互にポンプテクニック
長軸を3〜5分割し，近位から順に行う

16 a

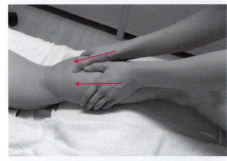

16 b

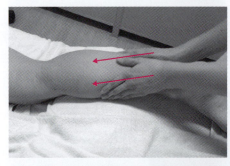

16 c

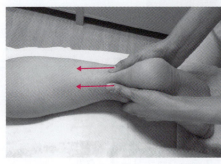

アキレス腱と内外果の間に母指を置きステーショナリーサークル
底背屈運動をパッシブに加える

17

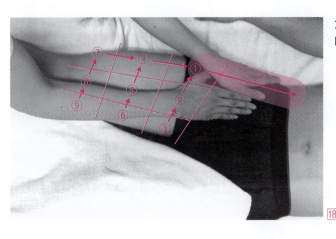

大腿外側面から排液路方向にドレナージ

腹臥位が取れない場合は以下のようにドレナージを行う。

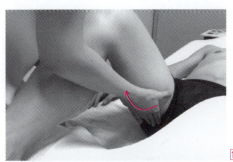

大腿後面から排液路方向にドレナージ

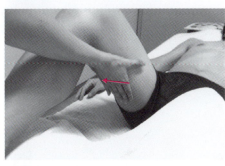

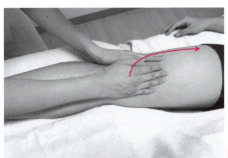

膝蓋骨上と排液路方向にステーショナリーサークル

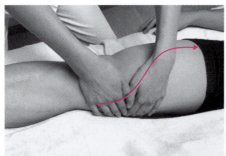

膝蓋骨内側面を排液路方向にステーショナリーサークル

21

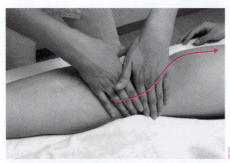

鵞足をステーショナリーサークル

22

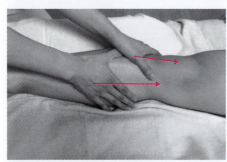

下腿前面は片手で近位から遠位へポンプテクニック

23 a

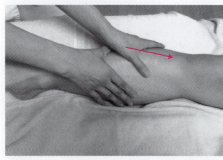

23 b

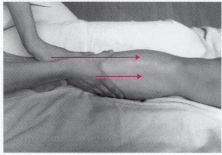

23 c

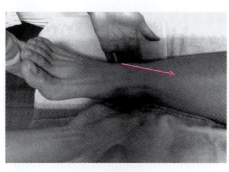
内果・外果溝とアキレス腱間は，両手指を使ってステーショナリーサークル

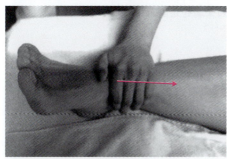
足関節前面は下腿方向へステーショナリーサークル

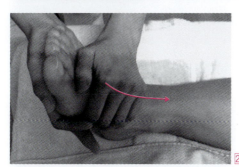
足指基部前後面を下腿方向へドレナージ

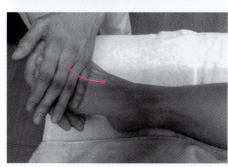
足指前後面を足関節方向へドレナージ

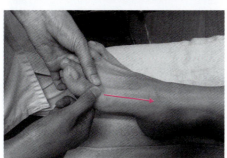
足指前面を近位から遠位へ順に，足関節方向へドレナージ

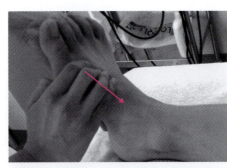
両手指を使用し，足趾間を足関節方向へドレナージ

c

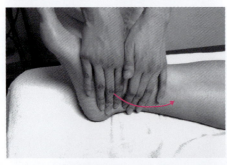
内果溝を足関節方向へドレナージ

a

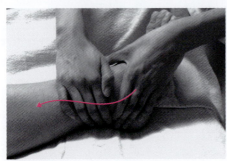
同様に外果溝も足関節方向へドレナージ

28 b

3 後処置

すべての工程を最初まで戻りながら実施する

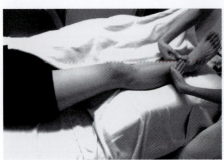
下肢
遠位から近位へ
軽擦

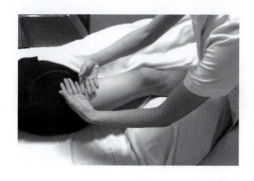

6 間欠的空気圧迫法（IPC）

!EBM　間欠的空気圧迫法の予防効果：評価なし（上下肢）
　　　　間欠的空気圧迫法の治療効果：C2（上下肢）

　間欠的空気圧迫法（intermittent pneumatic compression；IPC）は本体にいくつかのカフ（あるいはチャンバー，セル）と呼ばれるユニットをもつ多室構造のものと，単一のカフ（単室）をもつものがある。エアバッグに間欠的に送気することによって異なるカフが順次膨らんで加圧部分が移動することを利用した圧迫装置で，従来リンパ浮腫の予防や治療目的に頻用されてきた。

　しかしながら，加圧は**図Ⅱ-18**のように末梢から中枢側に向かって機械的に繰

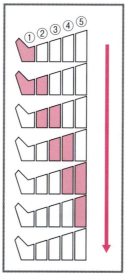

図Ⅱ-18 ウェーブモード

表Ⅱ-1　IPCの禁忌

- 心不全
- 感染，炎症の急性期
- 装着部位に疼痛がある場合
- 虚血肢
- 浮腫領域に及ぶ悪性腫瘍
- 体幹および患肢中枢側に限局する浮腫

り返されるもので，MLDの概念とはまったく異なるものであり，圧迫療法，MLDとの併用のいずれにおいても相加効果は認められていない[6)7)]。下肢については高圧でIPCを行った場合に効果がみられるとする限定的な報告があるが，質の高いエビデンスはない[8)]。圧の設定や施術時間などの標準化もなされていないため，現時点では治療選択肢として積極的に推奨することはできず，実施にあたっては患者の希望がある場合に限って慎重を期し，苦痛がない程度，もしくは苦痛が緩和する程度にとどめるべきである。

IPCの禁忌を**表Ⅱ-1**に示す。

〈文　献〉

1) 日本リンパ浮腫学会編：リンパ浮腫診療ガイドライン2018年度版. 金原出版, 東京, 2018.
2) Leak LV, Burke JF：Ultrastructural studies on the lymphatic anchoring filaments. J Cell Biol 36：129～149, 1968.
3) Guyton AC, Granger HJ, Taylor AE：Interstitial fluid pressure. Physiol Rev 51：527～563, 1971.
4) 大橋俊夫：物質透過と組織液. 生体の科学 36：185～191, 1985.
5) International Lymphoedema framework an international perspective：Best practice for the management of lymphoedema. Medical Education Partnership, London, 2006, p30.
6) Haghighat S, Lotfi-Tokaldany M, Yunesian M, et al：Comparing two treatment methods for post mastectomy lymphedema：Complex decongestive therapy alone and in combination with intermittent pneumatic compression. Lymphology 43：25～33, 2010.
7) Uzkeser H, Karatay S, Erdemci B, et al：Efficacy of manual lymphatic drainage and intermittent pneumatic compression pump use in the treatment of lymphedema after mastectomy：A randomized controlled trial. Breast Cancer 22：300～307, 2015.
8) Blumberg SN, Berland T, Roc kman C, et al：Pneumatic compression improves quality of life in patients with lower-extremity lymphedema. Ann Vasc Surg 30：40～44, 2016.

Ⅲ章

スキンケア

1 | スキンケアの基本

　リンパ浮腫の皮膚は，表皮角質層のバリア機能の低下および菲薄化と，皮膚の弾力性保持に不可欠な真皮の膠原線維や弾性線維の機能低下による硬化が特徴である。さらに，循環血流のうっ滞による皮膚温の低下をきたす場合もある。そのため，リンパ浮腫の皮膚は乾燥し，組織内免疫能の低下による易感染状態に陥る。徐々に過剰な組織液が皮下に貯留することによって，毛根や汗腺を刺激し，過剰発汗を生じることもある[1]。

　リンパ浮腫を起こしている部位の皮膚は，タンパク質の異常貯留とリンパ還流の低下によって免疫機能が低下し，健側に比べて脆弱な状態である。また，患肢に炎症を起こすと皮下組織での線維化が進み，さらなる浮腫の悪化を伴う。したがって，スキンケアの基本は患肢の皮膚を健全に保ち，炎症や感染を抑止することである[2]。

　炎症や感染の起炎菌として，黄色ブドウ球菌，A群β溶血性連鎖球菌やインフルエンザ菌，さらには白癬菌をはじめとする真菌がある。とくに白癬菌感染は蜂窩織炎の大きなリスクとなるので，たとえリンパ浮腫を発症していなくても皮膚科専門医のもとで治療を行い，完治を目指すことが重要である。

　また，出血を伴わないような小さな擦過傷や虫刺されでも，皮膚からの細菌侵入路となり得る。素肌を露出していると，虫刺されや日焼けばかりでなく，接触性皮膚炎の原因となるものに触れる危険もあることから，予防のために常に素肌を露出しないことを習慣づけることが大切である。

　採血・点滴のための駆血帯や血圧測定のためのマンシェットなど，患側の局所的な圧迫は長時間行わないよう注意を促す。

皮膚の保清

　泡を皮膚にのせて，転がすようにやさしく洗浄する。皮膚刺激が物足りない場合は柔らかいタオルを使用してもよい。洗浄剤は，可能なかぎり無香料，無添加，弱酸性のものを用いる。

皮膚の適度な保湿

リンパ浮腫を発症している皮膚は乾燥しやすく，弾性着衣を着用しているとさらに乾燥が助長されるため，入念に保湿を行う必要がある。モイスチャライザー，エモリエント効果をもち合わせた保湿剤を用いることが望ましい。患者に保湿剤を紹介する際は，患者が日常使用しているものを確認したうえで，添加物やアルコール成分を含まず広範囲に広げやすい乳液タイプのものを紹介する。広く市販されている製品を例にあげて説明するとわかりやすい。

保湿クリームは，弾性着衣とじかに触れると線維の劣化を早めてしまうため，朝は保湿効果の高いローションを用い，夜入浴後に保湿クリームを使用するなど，使い分けるほうがよい。なお弾性包帯を着用する場合は，朝晩とも保湿クリームを用いても問題ない。

皮膚の被覆

患肢の創傷は容易に感染につながるため，季節を問わず素肌を露出しないような衣服を着用する。また，皮膚を傷つけないように，家事や庭仕事の際は手袋をはめるなど，常に被覆することを心がけておくことが大切である。

皮膚症状

丁寧に洗浄した後，滅菌ガーゼを当て軽く圧迫する。皮膚に穴が開いている状態なので感染しやすいということを繰り返し指導する。定期的に医師の診察を受け，適切な処置ができているか否かのチェックが必要となる。

2 | 知っておきたい日常生活上の対策

炎症感染

1 接触性皮膚炎

患部をやさしく洗浄した後，よく乾燥させる。弾性着衣や弾性包帯を着用する場合は，滅菌ガーゼを当て筒状包帯などでガーゼを固定して着用する。痒みが強

い場合や，発疹が強く出るようであれば着用は見合わせ皮膚科を受診することを勧める。

2 白癬（水虫）などの感染症

身体のどの部位であれ，感染巣の存在は蜂窩織炎の原因となるため，リンパ浮腫が発症していない場合も，必ず皮膚科を受診して早急に治療を行う。患部，とくに指間など皮膚が密着しているところは丁寧な洗浄を頻回に行って十分乾燥させ，処方薬剤があれば塗布する。

3 毛嚢炎

放置せず化膿の兆しがあれば必ず皮膚科を受診し，早急に治療を行う。有毛部で発汗の多い部位は，とくに汗腺が詰まりやすいので，汗をかいたらこまめに拭き取り，使用する石鹸などは低刺激のものを選ぶ。

日焼け

!EBM 日焼けの発症リスク：証拠不十分

日焼けは一種の熱傷であり，血管透過性を増加させ浮腫の発症や増悪を招く。紫外線を直接受けないような衣服（長袖・長ズボンなど）を着用する。

夏対策

汗によるかぶれなどに注意する。細菌が繁殖しやすいので，汗をかいたらこまめに汗を拭き取り清潔を心がける。

冬対策

冬は乾燥しやすい季節なので，保湿をしっかり行う。こたつやホットカーペットを使用する際は，直接皮膚に接触することのないように，皮膚を保護したうえで使用し長時間の使用は避ける。携帯カイロも同様に低温熱傷の危険があるので注意が必要である。

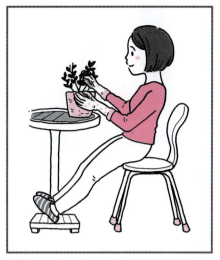
図Ⅲ-1　ガーデニングの適切な姿勢

ガーデニング

　素肌を露出しないようにし，ガーデニング用手袋やキッチン用のゴム手袋（上肢），長ズボン（下肢）を使用して虫刺されを徹底的に予防する。
　上肢を下げたまま，膝を屈曲したままの姿勢は好ましくないので，患肢に負担のかかりにくい体勢で作業することを心がける（**図Ⅲ-1**）。

虫刺され・傷

　患部をきれいな水でよく洗浄し，観察する。虫刺されの場合，痒みを伴う場合は掻かずに痒み止めを塗布する。炎症所見（発赤，腫脹，熱感，疼痛）が著明な場合は冷却し，可及的早期に担当医や皮膚科医に相談するよう指導する。

除毛，脱毛

　リンパ浮腫の発症部位のムダ毛処理は行わないようにする。
　リンパ浮腫が発症しておらず，やむを得ない場合は低刺激性の乳液などで十分滑りをよくした状態で，安全カミソリやシェーバーで行う。ただし腋窩郭清後で，手術創や腋窩の窪みによる凹凸がある部位に幅広のシェーバーなどを使用すると，角が接触して皮膚を傷つける場合があるので注意が必要である。剃毛後は傷や発赤などをチェックし，清潔と保湿に留意する。
　毛抜きを使用しての脱毛は，毛根から細菌が侵入して炎症を起こす危険があり，

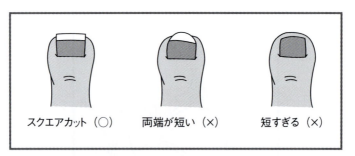

図Ⅲ-2　足の指の手入れ

脱毛クリームや脱色剤は刺激が強く皮膚炎の原因となることがあるので，いずれも避けるようにする．

爪の手入れ

下肢の浮腫で，とくに母指に多くみられるのが巻き爪（陥入爪）である．巻き込む形や深さの程度によっては，爪が皮膚に食い込んで化膿を起こすことがあるので，専門医を受診する．

足の指を手入れするときは深爪に注意し，伸びたときに巻き爪にならないようにあまり端を短く切らないスクエア型（四角型）に整える（**図Ⅲ-2**）．

さかむけ，甘爪

爪周囲の皮膚が乾燥して，部分的に皮膚が剝離してしまった状態である．無理に剝がしたりせず，爪切りなどで根元から切るようにして，ハンドクリームで保湿する．

家事対策

日ごろから手荒れしないよう注意する．洗い物の際は素手で行わずに，できるだけゴム手袋を装着して行う．包丁傷や熱傷（台所，アイロン）にも十分注意する．

家事の際に弾性着衣を脱いだり折り曲げたりすると，浮腫を悪化させ得る．水仕事の間も弾性着衣は着用したまま作業する．

皮膚の観察

　弾性着衣を着脱する際には，必ず患肢の前後面をくまなく観察し，皮膚の変化に早めに気づくように習慣づける。

〈文献〉

1）Douglass J, Graves P, Gordon S：Self-care for management of secondary lymphedema：A systematic review. PLoS Negl Trop Dis 10：e0004740, 2016.
2）日本リンパ浮腫学会編：リンパ浮腫診療ガイドライン2018年度版. 金原出版, 東京, 2018.

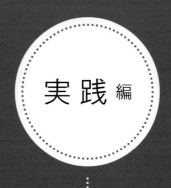

IV章
運動療法と体重管理

1 効果的な運動メニュー

> **!EBM** 運動（エクササイズ）の予防効果：ほぼ確実（上肢），可能性あり（下肢）
> 運動（エクササイズ）の治療効果：B（上肢），C1：（下肢）

　リンパ浮腫の治療において，運動療法は重要な位置を占めていると考えられているが，運動の種類，時間，期間などが研究者によって異なるため，効果的な運動メニューを決定するための明確な指針はない。しかし，皮下組織や筋膜内外に複雑に迂回路を形成するリンパ浮腫の患肢においては，筋収縮による筋膜内の強いポンプ作用や，圧迫療法を併用することで生じる皮下組織に対するポンプ作用が重要な治療要素であると考えられている。近年の報告では，上肢リンパ浮腫に対する運動療法の有効性についてはエビデンスが確立されてきている[1]。

　また，患肢の可動域制限や，質量の増した患肢を動かす際の誤用や過用に伴って生じる二次的な運動器障害は，患肢の使用頻度や身体の運動量を低下させる要因となると考えられる。患肢の筋の使用頻度の低下は，前述した2つのポンプ作用の頻度を低下させ，相対的な浮腫の要因となり得る。したがって，患肢の運動機能を十分に保つことも重要である。

　運動療法を行うためには，適切な評価を行い対象者の状態を把握したうえで，その対象者に適した運動プログラムを立案・実行し，必要に応じた再評価を行うことが何より重要である。

　本章では，運動療法の概要と，運動処方の目的別に代表的なプログラムを紹介する。

運動療法の概要

　運動は，大きく自動運動，他動運動，自動介助運動に分けられる。運動の種類は，主に筋力強化を目的とした抵抗運動と，主に全身持久力の向上を目的とした有酸素運動に分類される。リンパ浮腫の場合では，これらとは別にリンパの副行路を想定し，その近傍の骨格筋を動かすことによって生じる物理的な作用を期待して運動療法が行われる。

運動処方の基本

　一般的には，FITT〔頻度（frequency），強度（intensity），種類（type），時間

（time）〕を考慮して，患者に適した運動処方をすることが重要である。

1 頻度（frequency）

　1週間のうち何日運動するか，1日のうちに何回運動するかなど，運動の頻度を決定する。運動頻度は，運動の目的，対象者の身体状況，生活スタイルなどを評価したうえで決定する必要がある。

2 強度（intensity）

　運動強度は，対象者の最大能力の40〜60％の強度が望ましい。筋力強化を目的とした場合，鉄アレイのような重りの運動を6〜10回継続できるだけの負荷〔6〜10RM（最大反復回数）〕が，筋力強化にはもっとも効果があるとされている。有酸素運動による全身持久力（運動耐容能）の向上には，嫌気性代謝閾値（AT）レベルの負荷が目安になる。ただし，ATの評価には呼気ガス分析装置による測定が必要になるため，心拍数による換算式で運動強度を求める方法（カルボーネン法）が臨床では簡便で使いやすい。

〈最大心拍数の求め方〉

　　最大心拍数＝220－年齢

〈運動強度の求め方（カルボーネン法）〉

$$運動強度＝\frac{心拍数－安静時心拍数}{最大心拍数－安静時心拍数}×100$$

　　目標心拍数＝（最大心拍数－安静時心拍数）×運動強度（％）＋安静時心拍数

　また，主観的運動強度（**表Ⅳ-1**）も，運動強度決定の参考になる。この評価指標は，運動強度を対象者の自覚強度として数値化したものであり，15段階スケールの13〜15，10段階スケールの4〜5がATに相当するといわれている。

3 種類（type）

　運動の種類は，大きく分けて抵抗運動と有酸素運動である。リンパ浮腫患者には，このどちらの運動も必要である。

4 時間（time）

　運動時間は，1回あたりの運動時間のことである。

表Ⅳ-1　主観的運動強度

15段階スケール			0〜10スケール		
			0	nothing at all	感じない
6					
7	very, very light	非常に楽である	0.5	very, very weak	非常に弱い
8					
9	very light	かなり楽である	1.0	very weak	やや弱い
10					
11	fairy light	楽である	2.0	weak	弱い
12			3.0		
13	somewhat hard	ややきつい	4.0	somewhat strong	多少強い
14			5.0	strong	強い
15	hard	きつい	6.0		
16			7.0	very strong	とても強い
17	very hard	かなりきつい	8.0		
18			9.0		
19	very, very hard	非常にきつい	10.0	very, very strong	非常に強い
20					

目的別運動処方の例

1 筋力強化を目的とした運動

　強い筋ポンプ作用を得るためには筋力の強化も有効である。筋力強化には，ウォーキングやエルゴメータなどの運動ではなく，抵抗運動が適している。筋力を増強するのみの目的であれば，6〜10RM程度の負荷量が必要で，週に2〜3回程度でも構わない。

〈運動処方の例〉

　　Frequency（頻度）：週に3回以上
　　Intensity（強度）：10RM程度
　　Type（種類）：抵抗運動
　　Time（時間）：3セット

2 全身持久力向上を目的とした運動

　活動的な生活を支える全身持久力向上のためには有酸素運動が適している。運動種目は歩行，エルゴメータなどが一般的であるが，ポールウォーキング，水泳，ヨガなども適している。対象者の趣味・趣向も考慮した運動処方をすることが重要である。

〈運動処方の例〉

Frequency（頻度）：週に3回以上

Intensity（強度）：60% HRmax（最大心拍数）程度

Type（種類）：有酸素運動（歩行，エルゴメータなど）

Time（時間）：1回の運動時間は20分以上

3 圧迫下での体積減少を目的とした運動

患肢の円柱状の部位は圧迫療法による圧が効果的に加わるため，筋ポンプ作用によるリンパ還流の促進が有効である。筋ポンプ作用は上肢では前腕の屈筋群，下肢では下腿三頭筋のリズミカルな筋収縮を伴う運動が有効であると考えられる。なお，筋力が強いほうが筋ポンプ作用による1回静脈還流量は増加することが知られており，リンパ還流にも同様の効果があると考えられる。

〈運動処方の例〉

①抵抗運動を主体とする場合

Frequency（頻度）：毎日

Intensity（強度）：30 RM程度

Type（種類）：抵抗運動（圧迫療法併用でのスクワットなど）

Time（時間）：1回あたり30回程度

・運動の例

上肢の曲げ伸ばし（**図Ⅳ-1**）

壁に両手をついて上肢の曲げ伸ばし（**図Ⅳ-2**）

座って足の曲げ伸ばし（**図Ⅳ-3**）

スクワット（**図Ⅳ-4**）

つま先立ち（**図Ⅳ-5**）

②有酸素運動を主体とする場合

Frequency（頻度）：毎日

Intensity（強度）：40〜50% HRmax程度

Type（種類）：有酸素運動（自転車エルゴメータなど）

Time（時間）：20分以上

4 体幹などのリンパ液の流れを促すことを目的とした運動

他の目的の運動療法と違い，前段階として行うストレッチ以外はFITTに照らした的確な運動処方が困難である。またその運動療法のなかでもエビデンスが乏しい分野である。しかしながら，患肢の肩関節および肩甲帯周囲，または患肢の

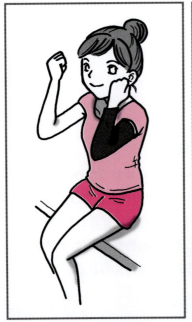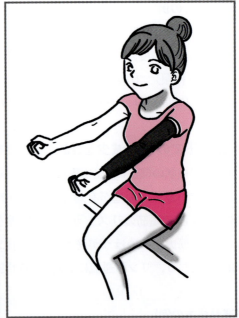

図Ⅳ-1　上肢の曲げ伸ばし
肘，手指をゆっくりと曲げ伸ばす

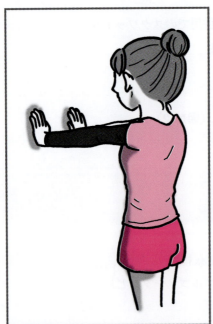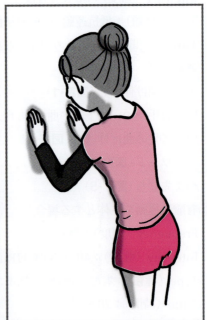

図Ⅳ-2　壁に両手をついて上肢の曲げ伸ばし
図Ⅳ-1よりもやや負荷を上げた収縮を得ることができる

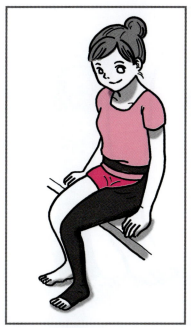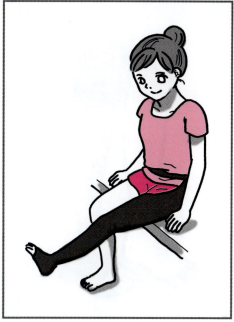

図Ⅳ-3　座って足の曲げ伸ばし
膝，足首をゆっくりと曲げ伸ばす
座ったまま足踏みをすると股関節の運動もできる

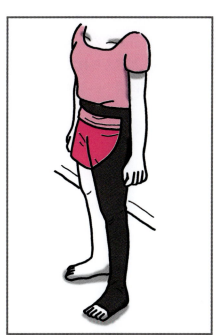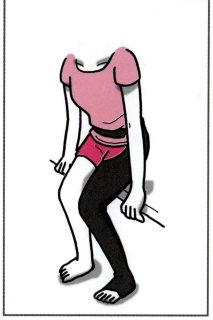

図Ⅳ-4　スクワット
図Ⅳ-3よりも強い収縮が得られる
膝を床につくように前に出すのではなく，顔を上げ，殿部を後ろに突き出すようにする

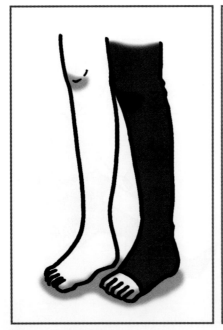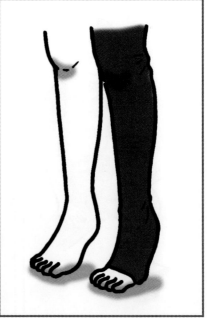

図Ⅳ-5　つま先立ち

　股関節周囲は，四肢にうっ滞するリンパ液が体幹に向けて戻る際に，横断面においてどこかの深さを必ず通過している場所で，骨格筋量も比較的多い場所である。ダイナミックな動きで筋膜内のポンプを促し，かつ体幹を含めて大きな動きで皮下組織のポンプを促すことは浮腫の改善に有効であると考えられている。
　まずは大きな可動域を担保するために反動をつけずに緩やかなストレッチを行い，ついで運動を行う。

〈運動処方の例〉
　　Frequency（頻度）：毎日
　　Intensity（強度）：伸ばしている筋に防御収縮が起きない程度
　　Type（種類）：ストレッチ（反動をつけない）
　　Time（時間）：1回あたり30秒程度×5回程度
①上肢リンパ浮腫の運動の例
　　ストレッチとして行う羽ばたき運動（図Ⅳ-6）
　　上肢の動きを伴った肩甲骨の内外転（図Ⅳ-7）
　　体幹の側屈（坐位，立位）（図Ⅳ-8）
②下肢リンパ浮腫の運動の例
　　腰部のストレッチ（図Ⅳ-9）
　　股関節のストレッチ（図Ⅳ-10）

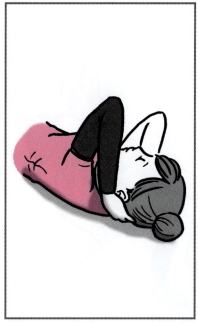 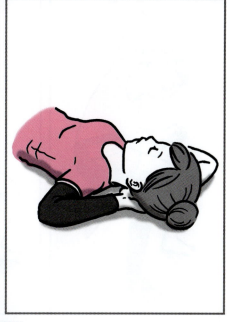

図Ⅳ-6　ストレッチとして行う羽ばたき運動
水平外転方向の可動制限がある場合は，床面と肘の間にクッションを置き，力を抜いてクッションに上肢を預けられる角度から実施する

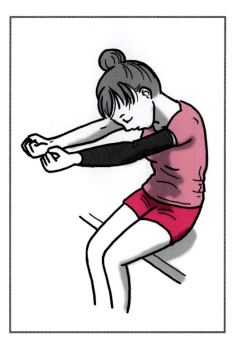 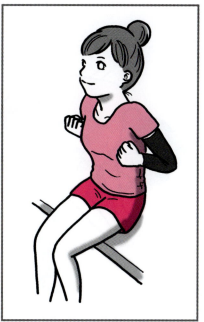

図Ⅳ-7　上肢の動きを伴った肩甲骨の内外転
肩甲骨を大きく内外転する。肩回しなどの肩甲帯を大きく可動させる運動も併せて行う

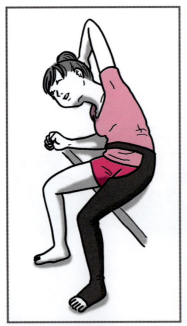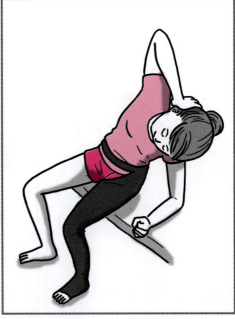

図Ⅳ-8　体幹の側屈
図は坐位。側屈方向の肘を座面につき安定させ，緩やかに体幹をストレッチする

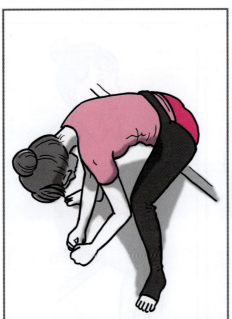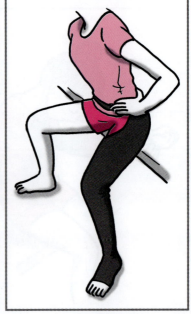

図Ⅳ-9　腰部のストレッチ
足を開いて体幹を前屈する。呼吸を止めず，脱力するように膝の間に身体を落としていくイメージで腰を伸ばす
起こしてくるときは，骨盤の前傾を保ったまま胸から先に起こし，最後に骨盤を起こすようにする

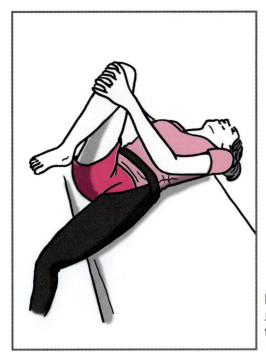

図Ⅳ-10　股関節のストレッチ
患側の腸腰筋をストレッチする
健側の膝を抱えて骨盤を後傾位に保ち，患側をベッドからゆっくり下ろして力を抜く

2　体重管理の基本

! EBM　肥満の発症リスク：ほぼ確実（上肢），証拠不十分（下肢）
体重管理の予防効果：ほぼ確実（上肢），証拠不十分（下肢）

　体重管理の概要については，「基礎編Ⅴ章　リンパ浮腫の治療方針と患者指導」で前述した。肥満がリンパ浮腫発症，増悪の要因であることを指摘している報告は多く，続発性上肢リンパ浮腫において「肥満がリンパ浮腫の危険因子であることはほぼ確実と考えられる」[1]とされている。一方で下肢においては，いまだ一定の見解に至っていない。今後さらなる検証が進むことが期待される分野ではあるが，本項ではいわゆる肥満（健康障害のある肥満症とは区別する）に対する体重管理について運動療法の観点から解説する。

　肥満症の治療には食事療法，運動療法，行動療法，薬物療法，外科療法などがあるが，いわゆる肥満に対する体重管理は食事療法と運動療法，行動療法がとられる。そのなかでも運動療法は，エネルギー消費量に依存した体重減少だけでなく，身体活動量の増加により減量体重の維持効果が期待できる。

　具体的な運動指標は以下の通りである[1]。

表IV-2　3METs以上の家事動作の例

家事動作	METs
窓掃除	3.2
掃除機をかける	3.3
台所作業全般	3.3
洗濯物を干す	2.0 ～ 4.0
浴室や浴槽磨き	2.0 ～ 3.5
部屋の片づけ	4.8
子どもを抱えて移動する	3.0
庭の草抜きをする	3.5
芝刈り	5.5
犬の散歩	3.0

〔国立健康・栄養研究所：改訂版身体活動のメッツ（METs）
表，2012より作成〕

〈体重増加を予防する場合〉

- 中強度の運動〔3 ～ 6METs（**表IV-2**）；早足の歩行，自転車通勤など〕を150 ～ 200分/週

〈減量する場合〉

- 中強度の運動を150分以上/週で2 ～ 3 kg程度の減量
- 中強度の運動を225 ～ 420分/週で5 ～ 7.5 kgの減量
- 活動量が多ければ体重減少も大きい

〈減量後に体重を維持する場合〉

- 中強度の運動を200 ～ 300分/週
- 高強度の運動は，より少ない時間でもよい

　運動は家事労働などの日常の生活活動でも，エネルギー消費量を増加させることにより肥満の改善が期待できる。運動するための時間を作ることが難しい場合は，家事の作業速度を上げてみるなどが比較的導入しやすい方法である。

　なお，筋力トレーニングは減量中の骨格筋量の減少を抑制するが，長期的な減量の維持効果については不明であるとされている[2]。

〈文献〉
1）日本リンパ浮腫学会編：リンパ浮腫診療ガイドライン2018年版. 金原出版，東京，2018.
2）日本肥満学会編：肥満症診療ガイドライン2016, ライフサイエンス出版，東京，2016, pp38 ～ 43.

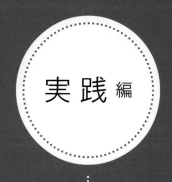

V章

外科治療

1 外科治療

近年，リンパ浮腫に対する外科治療の報告は増加してきた。主な術式には，リンパ管細静脈吻合（lympho-venous anastomosis；LVA），血管柄付きリンパ節移植術（vascularized lymph node transfer；VLNT），物理的な減量術として脂肪吸引法，組織切除術などがある。とくにLVAやVLNTは，マイクロサージェリー技術の進歩によって，超微細血管の吻合が可能となり，諸家がさまざまな術式を考案してその成績を報告しているが，治療選択肢としての地位を確立するためには，いずれも手技の標準化が課題であり，長期成績を含む質の高い研究報告が待たれる。外科治療のアルゴリズムを図V-1に示す。

なお，術後も圧迫療法をはじめ他の複合的治療から解放される症例はごくわずかであり，圧迫からの解放を託した患者の期待と現実には大きな乖離がある。そのため適応選択には慎重を期すべきであり，事前の十分なインフォームドコンセントが必要である。

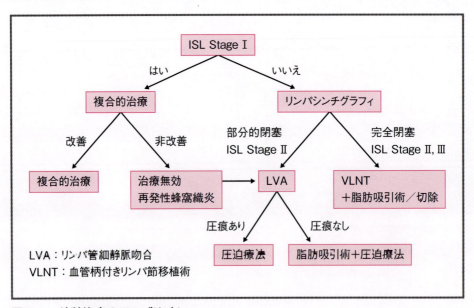

図V-1　外科治療のアルゴリズム
（Carl HM, et al：Systematic review of the surgical treatment of extremity lymphedema. J Reconstr Microsurg 33：412〜425, 2017.　より引用）

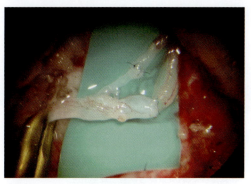

図V-2 リンパ管細静脈吻合（LVA）
（写真提供：JR東京総合病院三原誠先生）

リンパ管細静脈吻合（LVA）（図V-2）

!EBM リンパ管細静脈吻合の治療効果：C2

　複合的治療に抵抗性，あるいは蜂窩織炎を繰り返すStage II，IIIの重症リンパ浮腫を適応とする報告が多い。吻合はlymph node-to-vein（リンパ節–静脈）とlymphatic-to-vein（リンパ管–静脈）に大別され，後者は吻合部位によって翻転法（pull through），端端吻合，端側吻合，側端吻合などがある。重篤な合併症はなく，周径や体積の減少，蜂窩織炎の激減などが認められ，最近は予防効果を検証するためのランダム化比較試験も報告されるようになってきた。

血管柄付きリンパ節移植術（VLNT）（図V-3, 4）

!EBM 血管柄付きリンパ節移植術の治療効果：C2

　VLNTとは，マイクロサージェリーによって外側鼠径部，胸壁，頸部などから血管柄付きのリンパ組織を含むドナーフラップを鼠径部や腋窩に移植し，患肢の脈管循環を再構築することによって浮腫の軽減を図る術式である。リンパ浮腫に対する外科治療の選択肢のなかでは比較的新しく，近年報告が急増している領域である。ドナー部位は鼠径部がもっとも多く外側胸リンパ節群がこれに続くが，後者は他のドナー部位と比べて減量効果が少ないうえに合併症が多いといわれる。一般にLVAより減量効果に優れているが，侵襲が大きく合併症率が高いとされる報告もある[1]。主な合併症として感染，リンパ漏，ドナーロスなどがある。一方で奏効すれば，圧迫からの離脱，あるいは圧迫時間の縮小などが実現する場

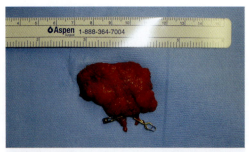

図V-3　血管柄付きリンパ節移植術-(1)
(写真提供：JR東京総合病院三原誠先生)

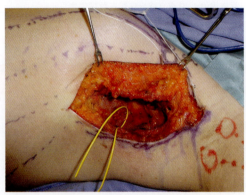

図V-4　血管柄付きリンパ節移植術-(2)
(写真提供：JR東京総合病院三原誠先生)

合もあり，観察期間が長く大型のランダム化比較試験による結果が期待される。

脂肪吸引術

!EBM　脂肪吸引術の治療効果：C2

　脂肪吸引術は，1990年代にヨーロッパにおいて考案された。ISL Stage Ⅱ，Ⅲで，とくに圧痕を示さない難治性リンパ浮腫が適応とされる。脂肪吸引術は患肢の劇的な減量とともに蜂窩織炎の頻度も改善できる方法として一定の評価はされるが，同時に術後も生涯続く圧迫療法が最大の課題であるとも指摘されている。

組織切除術

　海外では高度肥満症例に対して，心機能障害の致死的増悪を抑止するために姑息的に行われる方法で，リンパ浮腫治療においては，VLNTなどに付加的手技

として併施されることがある。

---

2 | その他の治療

　リンパ浮腫に対する治療方法は，これまで紹介したいわゆる複合的治療に含まれる選択肢の他にもさまざまなアプローチが模索されているが，いずれも有効性を示すエビデンスはないか非常に低く，現時点では治療選択肢として推奨し得ない。

Kinesio® Tex tape

　Kinesio® Tex tapeは，リンパ管への筋ポンプ作用と横隔膜運動によるリンパドレナージ効果を期待する方法である。テーピングによって姿勢を矯正すると，体幹深部および横隔膜の機能が亢進し，ひいては筋運動と筋ポンプ作用を増進させるといわれ，リンパ浮腫治療に応用したという報告[2]はあるが，明らかな有効性は示されていない。

低出力レーザー療法（LOLT）

　LOLT（low-output laser treatment）は創傷治癒を目的に1960年代に開発された治療法で，急性疼痛，骨折治療などに応用されている。上肢リンパ浮腫に対する臨床応用のシステマティックレビュー[3]があるが，転移や局所再発のリスクなど安全性に関する質の高い治療研究がなされていない。

経皮的電気神経刺激法（TENS）

　TENS（transcutaneous electric nerve stimulation）は疼痛管理に活用されることが多く，上肢リンパ浮腫患者に対する疼痛緩和目的で使用したところ，疼痛などの症状が軽減したという第一相試験（実行可能性についての研究）[4]があるが，その後の展開がみられない。

高圧酸素療法

　高圧酸素療法は早期乳がんに対する照射後の有害事象に有効であるといわれており，リンパ浮腫の改善を検討した報告[5]があるが，ランダム化比較試験で有効性は認められていない。

〈文 献〉

1）日本リンパ浮腫学会編：リンパ浮腫診療ガイドライン2018年度版. 金原出版, 東京, 2018.
2）Morris D, Jones D, Ryan H, et al：The clini caleffects of Kinesio® Tex taping：A systematic review. Physiother Theory Pract 29：259～270, 2013.
3）E Lima MT, E Lima JG, de Andrade MF, et al：Low-level laser therapy in secondary lymphedema after breast cancer：Systematic review. Lasers Med Sci 29：1289～1295, 2014.
4）Mao JJ, Bruner DW, Stricker C, et al：Feasibility trial of electroacupuncture for aromatase inhibitor related arthralgia in breast cancer survivors. Integr Cancer Ther 8：123～129, 2009.
5）Gothard L, Haviland J, Bryson P, et al：Randomised phase Ⅱ trial of hyperbaric oxygen therapy in patients with chronic arm lymphedema after radiotherapy for cancer. Radiother Oncol 97：101～107, 2010.

Ⅵ章

ストレスマネジメントと他症状

1　ストレスマネジメント

　リンパ浮腫に罹患した患者は，生涯にわたる複合的治療の継続によって，悪化を防ぎ症状コントロールに努めなければならない。がん術後リンパ浮腫患者の，長期セルフケアによる体調管理の特徴を検証した研究[1]によると，がん術後リンパ浮腫患者の体調管理セルフケアの特徴として，以下の6項目を見出している。

　①発症を受け入れ，悪化を防ぐ意思をもつ

　②改善しない浮腫・繰り返す蜂窩織炎にいらだちを覚えるが自分次第だということを納得する

　③浮腫症状を軽減させるために自分に合った方法を編み出す

　④浮腫症状を軽減させるために編み出した方法を生活のなかに取り入れる

　⑤家族・地域・社会のなかで役割を果たす

　⑥自分のリンパ浮腫の成り行きを見通す

　このようにリンパ浮腫では症状緩和のためにセルフケアを日常生活に取り入れつつ，ストレスを上手にコントロールすることがきわめて重要である。

ストレスの病態生理

1　ストレス学説

　日常生活で用いられるストレスという言葉には，人の心や身体に加えられる刺激を意味する場合もあれば，刺激によって生じる反応を指す場合もあり多義的である。一般に前者をストレッサー，後者をストレス反応と呼ぶ。ストレスという用語は14世紀に既に存在し，辛苦，苦境，逆境，苦悩などを意味する用語として用いられていたという。ストレスの語源は「strain」で，「stress（ストレス）は力の加わる場所への内部からの力であり，strain（ストレイン）は対象の変形や歪みである」と物理学の分野で定義されたのは17世紀に入ってからである[2]。さらに，この用語を人間に適用させたのが，Hans Selyeの汎適応症候群（general adaptation syndrome）の理論である（**図Ⅵ-1**）。Selyeによれば，生体に対する刺激（①物理・化学的刺激：寒冷，騒音，酸素欠乏，アルコール，ニコチンなど，②生理学的刺激：飢餓，細菌，筋肉労働，妊娠など，③心理学的刺激：緊張，不安，興奮など）は，弱いものであっても防衛反応を引き起こす。その防衛反応は，各刺激に特有な反応ではなく，共通の生理学的変化をもたらすと説明した。すなわち，生体に加えられた有害刺激（ストレッサー）に対して脳下垂体前葉が働き

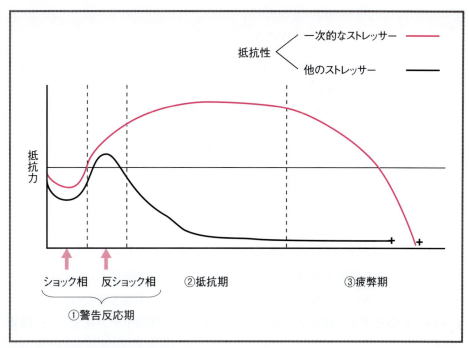

図VI-1　汎適応症候群の段階
(河野友信, 石川俊男：ストレス研究の基礎と臨床. 至文堂, 東京, 1999. より引用)

副腎皮質ホルモンを分泌させるが、さらに刺激が持続すると、①警告反応期、②抵抗期、③疲弊期をたどって抵抗力が低下し、副腎皮質の肥大、胃潰瘍、胸腺・脾臓・リンパ節の萎縮などの致死的状態を引き起こす。

Selyeの説は、ストレス学説と呼ばれるようになり、Selyeがストレスの発見者と考えられている。

2　ストレスとストレッサー

ストレスは、出来事の衝撃度によって、大きなストレスと小さなストレス、また襲いかかる出来事の発生の仕方から急性ストレッサーと慢性ストレッサーに分類することができる。通常の日常生活には起こり得ない、突然の衝撃的な出来事をきっかけに不安や恐怖を感じ、大きなストレスを発生させることがある。反対に、ありふれた日常の些細な出来事が順調に運ばない場合に経験するイライラなどは小さなストレスといえる。大きなストレスに比べ、小さなストレスは軽視されがちだが、日々の生活で感じる小さなストレスの蓄積が、心身にさまざまな影響を及ぼす場合もある。日常的なストレス状態の要素として、急性・慢性のストレッサーの影響を指摘した報告は多い。Lazarusら[3]は、ストレス状態の生起にとって、日常的な生活場面で生じるいらだちが重要なファクターであると述べている。

ストレスマネジメントの方法

ストレスマネジメントとは，自分自身で心身に受けているストレス反応に気づき，それを解消していく試みを指す。

以下にストレスマネジメントの具体的な方法をあげる。

1 コーピング（対処法）

1. Lazarusの認知的評価に基づくストレス理論モデル

Lazarusは，「対処とは人間の資質に重い負担をかけるものとして評価された特別の外的・内的要求を処理する恒常的に変化する認知的・行動的努力である」と定義した[4]。Lazarusは，環境からの圧力そのものがストレスを生むのではないと考え，刺激を評価する認知的要因を重視した。刺激の評価とは当該刺激がストレスになるか否かの評価のことで，その評価の結果，対処方略（coping strategy）が生じると考え，認知的評価に基づくストレス理論モデルを著した（図Ⅵ-2）。

ストレッサー（刺激）にさらされると，個体はまず，この刺激が脅威であるか否かの評価（一次的評価）を行う。脅威でないと判断すれば，ストレスは生じない。ここで，脅威と判断すれば二次的評価過程に送られる。

二次的評価では，この脅威に対して対処の方法はあるか，どの方法が効果的かという観点で評価される。一次的評価で脅威と判断されたストレッサーであっても，二次的評価で効果的な対処があると判断されれば，そのストレッサーは脅威とはならない。ストレス反応が起これば，このストレス反応が再びストレッサー（刺激）となって再評価の過程が生じる。再評価の過程では，対処行動の適切性が評価される。Lazarusはこのような過程を経て，最終的なストレス状態が決定されるとした。

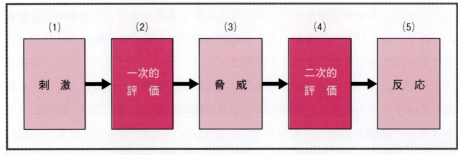

図Ⅵ-2 Lazarusの認知的ストレスのプロセス
(Lazarus RS：Psychological stress and the coping process. McGraw Hill, New York, 1966. より引用)

2. コーピングの種類

コーピングには問題焦点型と情動焦点型の2つの種類がある。リンパ浮腫そのものに加え，患者指導も患者にとってはストレッサーになり得るため，日ごろから患者が取りがちな対処パターンを知り，指導に生かすことが重要である。

① 問題焦点型コーピング

環境からの圧力によって生じた課題を解決するために，内的問題（自分の状態を変化させる試みなど）と外的問題（環境からの圧力など）に焦点を当てて，解決を目指す対処の方法を指す。何が問題なのかを多角的に分析したり，問題解決のための情報収集を行ったり多くの解決策を模索して解決を図ろうとする，合理的で現実的な対処方法である。この方法をとる人は，抑うつなどネガティブな反応に陥りにくいといわれる。

② 情動焦点型コーピング

環境からの圧力から発生したネガティブな感情の低減を図ったり，コントロール不可能な場合にとる対処のことで，問題解決とは無関係な気晴らしや飲酒などが相当する。

情動焦点型コーピングを行動方略と認知方略に分けてとらえる場合もある。行動方略とは，行動化（飲酒・薬物の摂取，運動，八つ当たりなど）することで情動を低減しようとするものである。認知方略とは，自分の内的思考のなかで処理（現状の問題を考えないようにする，問題状況を自分に都合よくとらえなおすなど）しようとするものである。

2 リラクゼーション

「リラクゼーション」とは，緊張に対する弛緩，緩和を意味し，心身の緊張緩和を指す。交感神経の興奮が抑えられ，副交感神経が優位になる状態を作ることであり，患者がくつろいだ気分や息抜きになると感じられる状態をいう。「リラクゼーション」の実践に大切なことは，「緊張」と「弛緩」のバランスを自分でとることである。そのためには，自分の心身の状態を知っていることが前提になるため，患者指導に当たっては，患者の個人特性を把握し，ヒントを与えるなど患者自身に気づきを促すことも重要となる。具体的なリラクゼーションを以下にあげる。

ストレスを解消するためと理由づけした喫煙や暴飲暴食は逆効果である。何事も量と頻度を適度にコントロールすることが重要である。

1. 呼吸法（腹式呼吸）

誰でもどこでも取り入れられるもっとも簡便なリラクゼーションとして推奨で

きる。効果的な腹式呼吸法を指導する。

2. ストレッチ

筋肉をゆっくり伸ばすストレッチは，心身のリラックスに効果がある。長時間の同一姿勢は，筋肉が収縮した状態が続き，筋肉の血流が滞り「こり」が生じる。ストレッチは「こり」をほぐす効果がある。

3. 運　動

リラクゼーションとしての運動は，身体に過剰な負荷をかけず無理のない運動を楽しむことが基本となる。

4. 睡　眠

起床時に爽快な気分をもたらす，日中に眠くならないのが快適な睡眠といえる。快適な睡眠の条件となる睡眠時間は年齢による変化や個人差があり一様に規定できないが，厚生労働省の指針では，1日6時間以上8時間未満の睡眠時間が妥当であるとされている[5]。

5. 交　流

お互いに安心して，何でも話すことができる友人や知人がいることが大切である。信頼できる人間やペットと接することによって，漠然とした不安や差し迫った心配事が整理され，自然と解決されることがある。

6. 笑　い

笑うことは免疫力を高めることが知られている。日常生活にユーモアと笑いを取り入れることが肝要である。

7. 趣　味

家事からも仕事からも離れて，自分の好きなことができる時間を作ることが大切である。趣味を介した人々との交流は，ともすればストイックに取り組みがちな症状コントロールのための日常生活に楽しい変化をもたらす。

2 ボディイメージの変化

ボディイメージとは

　ボディイメージとは，これまでの体験や知覚に基づいた自分自身の身体についての概念で，自分自身の身体の外見や動作についての認識[6]のことである。ボディイメージの形成は幼児期から始まり，成長に伴う自己知覚に加え，重要他者の反応や自身を取り巻く文化的・社会的な価値観のもとに，自分自身の身体の容姿や能力についての感情的・価値的評価から形成されるために，他者の客観的な感覚とは必ずしも一致しないが，この感情体験はQOL低下の先行要因として重視されている。

　リンパ浮腫は目に見える変化であり，隠すことができない。日々否応なく目にする外見と動作のしづらさといった身体の変化の自覚は，発症以前に獲得された患者自身のボディイメージを変化させる。

ボディイメージに影響を及ぼす要因

　ボディイメージに影響を及ぼす要因には，外傷や手術による身体の一部の喪失，術式による身体部分のサイズや形の変化，また毛髪・体毛の変化や皮膚のトラブルといった外観の変化によるものと，歩行障害や関節可動域の制限といった外観以外の身体機能の変化によりもたらされる。リンパ浮腫患者の場合は，外見の変化のみならず浮腫による日常生活動作の困難感や制限の自覚が大きな影響要因と考えられる[7]。

ボディイメージの評価

　臨床で簡便に用いることができるボディイメージの評価ツールとして，藤崎[8][9]が開発したBody Image Assessment Tool（BIAT）があげられる。BIATは，ボディイメージ概念を規定する5つの下位次元で構成される。

①身体カセクシス（cathexis）：身体や身体の一部に対する精神的エネルギーの集中

②身体境界：自分自身の身体と外界との違いの感じ方

③身体の離人化：身体や身体の一部が自分のものではないような感覚

④身体コントロール：外観的，機能的，構造的に自分の身体の状態を自分でコントロールできているという感覚

⑤身体尊重：自分自身の身体を尊いもの，大切にすべきものとして大事に思う自尊感情

ボディイメージの変化の受容過程とサポート

ボディイメージの変化によって患者は自分自身の根幹を揺るがすようなダメージを受ける。ボディイメージの変化は，一種の喪失体験である。対象の喪失に伴う悲嘆反応（無力感，孤独感，絶望感，怒り）を契機として否定的な自己概念を抱くと，自分の病気が自分の人生に著しく否定的に作用するのではないかなど，自身の将来に希望がもてずますます病気を心配するようになる[10]といわれるため，受容を促すケアが重要である。ボディイメージの変化の受容とは，新しい自己像に価値をもたせ再び自尊感情を取り戻す過程でもある。

3 抑うつ

抑うつとは，悲哀（病的な悲しい気分），自責感情（自分で自分の過ちを責める感情），自尊心の低下（自分の人格を尊重することが低下した状態）を特徴とする感情であり，しばしば喪失体験に関連して起こる。

リンパ浮腫の患者は劇的な改善と永続的な完治を期待して病院を受診するが，現在の治療ではほぼ不可能といわざるを得ない。リンパ浮腫は早期に診断して治療すれば進行防止が容易であるが，重症例は難治性となり患者は長期にわたり不安といらだちを覚える。

リンパ浮腫の予後は，全治4.4％，軽快40.9％，不変34.6％，悪化1.3％，不明18.8％との報告がある[11]。このように，リンパ浮腫は慢性に持続することの多い疾患であり，困難なことではあるが，患者は長期にわたって病気を抱えながらも，自分らしい生活を可能にする術を獲得していかなければならない。仕事内容によっては，退職など今までの生活を一変せざるを得ない局面もある。がん術後リンパ浮腫患者の場合は，永続的にリンパ浮腫を抱えながら同時にがん再発へのおびえとともに生きている。物事の受け止め方が悲観的になりがちで，不眠を訴えるなど抑うつ傾向に陥る場合が多い。リンパ浮腫に付随した抑うつは，リンパ

浮腫の症状コントロールとともに消失したとする報告もあり[12]，抑うつの理解はリンパ浮腫ケアの重要な一要素である。

症　状

〈精神症状〉

①気分・感情の障害：抑うつ，不安，焦燥（気が滅入る，気が晴れない，そわそわする）

②意欲・行動の障害：意欲の低下，興味の喪失（やる気が出ない，億劫に感じる，興味がもてない）

③思考の障害：思考制止，思考内容の変化（決められない，迷惑をかける，希望がもてない）

〈身体症状〉

睡眠障害（熟眠障害，早朝覚醒，覚醒時の抑うつ感，時に過眠），食欲不振，性欲減退，痛み（頭痛，腰痛，背部痛），肩こり

〈日常生活の変化〉

活動性の低下　→　便秘，整容・身なりに無頓着など

観察の要点

〈精神面〉

気分・感情の障害の把握，意欲・行動の障害の把握，思考の障害の把握

〈身体面〉

睡眠障害の有無，睡眠内容の把握，食欲・食事の摂取状況の把握と栄養状態のアセスメント

〈日常生活の変化〉

活動性の把握から日常生活のセルフケア不足のアセスメント

ケアの要点

- 支持的かつ受容的態度で，寄り添いながら受け止める。
- 必ずよくなることを保証する。
- 回復初期の不安や焦燥の出現に注意する。

4 病態別の対応

タキサン系抗がん剤

!EBM 浮腫の発症リスク：確実
リンパ浮腫の発症リスク：可能性あり

　がん化学療法の副作用（**図Ⅵ-3**）として浮腫があるが，タキサン系抗がん剤，なかでもドセタキセル水和物（タキソテール®）は浮腫が出やすい。タキソテール®は微小管阻害薬に分類される抗がん剤で，微小管の働きをブロックする過程で毛細血管壁に隙間ができ，通常は透過しない大きい分子まで血管外へ漏出するようになるため体液貯留が生じやすく，露出部では四肢や顔面に浮腫がみられる。ステロイドや，場合によっては利尿薬の投与によって浮腫の軽減を図ることができる。タキサン系抗がん剤による浮腫は，治療期間が終了すると自然に消失することが多い。しかしながら，リンパ浮腫の発症リスクがある部位は治療終了後も浮腫が改善せず，リンパ浮腫が発症する場合も少なくないため，単なる浮腫として放置せずに早期に介入する必要がある。

　リンパ浮腫を発症した場合，多少の赤みを伴った強皮症様となることから，皮膚のつっぱり感や関節可動域制限を伴うことがある。したがって，関節可動域制限が固定される前に早期にリンパ浮腫治療を開始し，対処する必要がある。

心性浮腫

　心性浮腫は，心臓の働きに異常が生じた結果，浮腫を生じるものをいう。圧迫療法と用手的リンパドレナージは，心臓に戻る血液量を増やしてしまうことから，心臓にさらに負担をかけることになるため，原則として禁忌とされている。しかしながら，心機能と治療の相関を精査したうえで，基礎疾患の治療と複合的治療の併用が可能と思われる場合はこの限りではない。

腕神経叢麻痺

　腕神経叢の損傷の部位と程度によって，運動麻痺，感覚障害，自律神経障害の現れ方が異なるが，医師と相談してリンパ浮腫を軽減するための複合的治療を行うことは可能である。麻痺や感覚障害などがあることから，強力な圧迫療法や部

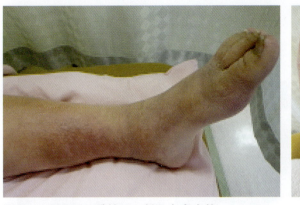
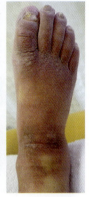

図Ⅵ-3 タキサン系抗がん剤の皮膚症状

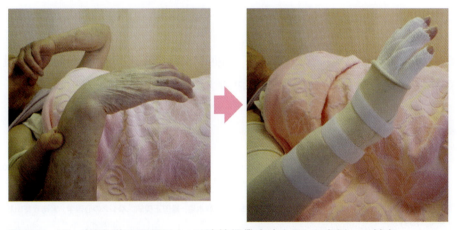

図Ⅵ-4 リンパ節転移や再発によって腕神経叢麻痺を呈した症例への対応
下垂手を呈した不良肢位への対応
症例に合ったマイルドな圧迫療法と作成したカックアップスプリントにより手関節を良肢位で保つことで，浮腫の増悪や二次的な関節変形を予防する

分的な圧迫療法による血流の遮断などは，患者が主観で判断できない。したがって，患者に客観的な圧迫療法の弊害発見指標（指先の皮膚色変化など）を伝え，食い込みにくい素材を選択し，弱い圧からの圧迫療法を始めていく（**図Ⅵ-4**）。麻痺や感覚障害などがあることを，決して忘れてはならない。

リンパ漏

　リンパ漏はリンパ液が体外へ漏出している状態である（**図Ⅵ-5**）。リンパ漏から細菌が入り蜂窩織炎を発症させたり，リンパ漏の悪化から皮膚潰瘍を形成することもあり，早期の治療が重要である。具体的には開口部が感染しないように保清を徹底したうえで，圧迫療法を行う。リンパ漏のある部位にリンパ液を吸収す

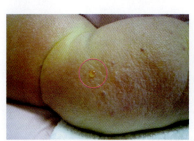
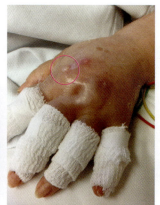

図Ⅵ-5　リンパ漏

る清潔なガーゼを厚めに当て，ガーゼを頻回に交換する．リンパ液の漏出が大量である場合は，清潔なガーゼの上に紙オムツを当て，その上から圧迫を行う．

〈文　献〉
1) Sakuda H, Arai R, Arai N, et al：Characteristics of self-care performed by patients with lymphedema to manage their physical conditions after cancer surgery. Lymphoedema Research and Practice 4：35〜46, 2016.
2) リチャード・S・ラザルス，スーザン・フォルクマン著；本明寛，春木豊，織田正美訳：ストレスの心理学，実務教育出版，東京，1991.
3) Lazarus RS, Cohen JB：Enviromental stress. In：Altman I, et al eds. Human Behavior and the Enviroment：Current Theory and Research. Springer, New York, 1977.
4) 稲松信雄：欲求・葛藤・欲求不満．宮本美沙子編，新・児童心理学講座：情緒と動機づけの発達，金子書房，東京，1991, pp70〜80.
5) 厚生労働省：健康づくりのための睡眠指針2014.
　　http://www.mhlw.go.jp/file/06-Seisakujouhou-10900000-Kenkoukyoku/0000047221.pdf
6) 大西和子，飯野京子：がん看護学；臨床に活かすがん看護の基礎と実践，ヌーヴェルヒロカワ，東京，2011, p507.
7) 作田裕美：リンパ浮腫；ケア技術とセルフケア支援，日総研出版，名古屋，2009.
8) 藤崎郁：ボディイメージ・アセスメントツールの開発．日本保健医療行動科学年報 11：178〜199, 1996.
9) 藤崎郁：ボディイメージ・アセスメントツールの開発(2)；確認的因子分析による構成概念妥当性の検討．日本保健医療行動科学年報 17：180〜200, 2002.
10) 衛藤裕司：ボディーイメージ．黒田裕子監，看護診断のためのよくわかる中範囲理論，第2版，学研メディカル秀潤社，東京，2015, pp212〜220.
11) 田辺達三：リンパ浮腫．日本臨床 51：1096〜1100, 1993.
12) 齋藤季子，石原裕起，増田由起子，他：続発性下肢リンパ浮腫急性増悪に対して短期入院集中治療を行った3例．Palliative Care Research 9：501〜505, 2014.

〈参考文献〉
1) 日本リンパ浮腫学会編：リンパ浮腫診療ガイドライン2018年度版．金原出版，東京，2018.

附 録

① 患者・家族のよくある
Q＆A

② 官報

③ クリニカルパス

患者・家族のよくある Q&A

Q1 どうして乳がんや子宮がんの手術をしたら，腕や脚が腫れるのですか？

がんの手術では，転移状況を調べ進行度を把握するなどの理由で，リンパ節を郭清（切除）することがあります。リンパ節をつなぐリンパ管もひとかたまりに切除するので，その領域のリンパ液の流れが停滞しやすくなるのです。

上肢では，リンパ液のほとんどが腋窩リンパ節に集まってくるため，この部分を切除すると患側の上肢リンパ浮腫を引き起こす原因となります。下肢では，リンパ液のほとんどが骨盤内のリンパ節に集まってくるため，この部分を切除すると片側もしくは両側の下肢リンパ浮腫を引き起こす原因となります。さらに手術後の放射線療法やタキサン系抗がん剤を用いた化学療法などもリンパ浮腫の原因となることがあります。

Q2 脚の手術をしたわけでもないのに脚のリンパ浮腫と診断されました。なぜですか？

原発性のリンパ浮腫かもしれません。原因は明らかではありませんが，リンパ管に異常がある場合に発症するといわれています。生後間もなく発症する人もいますが，大人になって急に発症する人もいます。

他に，心臓や肺，腎臓に疾患がある場合にも浮腫が起こることがあります。その場合は浮腫の原因となっている病気の治療をしなければ，リンパ浮腫の治療ではよくなりませんので，まずは病院で検査を受け，原因を突きとめることをお勧めします。

Q3 リンパ浮腫は，一度なってしまうと治らないのですか？

残念ながら，一度，発症すると完治することはありません。だからこそ

発症予防のためのセルフケアがとても重要です。セルフケアをしっかり行えれば，発症してしまった場合も早期に発見できるため，早期に治療を開始して重症化を防ぐことができます。

Q4 弾性着衣は，一生着用しなくてはならないのですか？

リンパ浮腫を発症したら，就寝時を除き，原則として活動しているときは着用しておくことをお勧めします。

状態が安定している場合は，自由に休息できる環境で弾性着衣を外してみてもよいでしょう。ただし，それでサイズが増大するようなら，やはり着用を心がけましょう。

Q5 リンパ浮腫は，手術では治らないのですか？

リンパ浮腫に対する主な外科治療には，リンパ管細静脈吻合，血管柄付きリンパ節移植術，脂肪吸引法などがあり，複合的治療が無効である場合や，蜂窩織炎を頻回に繰り返すなどの重症例に対して適用が勧められる場合があります。いずれも有効性を示す質の高い治療研究は示されておらず，適用は慎重に検討されるべきです。またほとんどの場合，手術後も弾性着衣や包帯による圧迫療法は継続しなければなりません。

Q6 リンパ浮腫に効く薬はありますか？

リンパ浮腫に対する有効性が立証されている薬物療法はありません。

Q7 リンパ浮腫を治療するにはどこへ行ったらよいですか？

リンパ浮腫診療の所定の研修を修了した医師，看護師，理学療法士，作業療法士がいる医療施設で治療が受けられます。研修に必要な履修時間は厚生労働省が指定するカリキュラム100時間（座学33時間, 実習67時間）以上と決められていますが，公的な資格制度ではありませんので，受診の前に窓口などで確認することをお勧めします。

Q8 患肢の計測はいつ行ったらよいですか？

朝と夜では当然朝のほうがサイズは小さいでしょう。浮腫の程度は，その日の食事や行動によって変動するため，測定は影響を受けにくい早い時

間に行いましょう。その際同じ姿勢，同じ時間帯に合わせることを心がけましょう。

Q9 プールに行ってもよいですか？

　プールの中では，水圧によってストッキングやスリーブを着用して運動しているのと同じような状態になるため，リンパ浮腫の患者にとっては最適な運動です。ただし公共施設なので，温泉などと同様に感染には十分な注意が必要です。患肢に傷（炎症）や感染があるときには控えましょう。

Q10 ウォーキングはよいですか？　また，どれくらい歩いたらよいですか？

　発症後の場合は，必ず弾性着衣を着用したうえで行ってください。正しい姿勢で筋肉を意識して颯爽と歩きましょう。
　適切と感じる時間は個人差がありますので，まずは20分程度から始めて徐々に時間を延ばしていきましょう。

Q11 温泉や入浴はよいですか？

　患肢に炎症や感染がない状態であれば，温泉も含めて通常の入浴は問題ありません。
　ただし，血行がよくなるとリンパ液の循環も促進されるため，かえって浮腫が増悪する場合もあるので注意しましょう。

Q12 サウナや岩盤浴に入ってもよいですか？

　高温多湿で，清潔が確保されていない場所は症状を悪化させる可能性があります。サウナは危険因子になるという報告もあり，少なくともすでに発症している方にはお勧めできません。

Q13 ガーデニングはしてもよいですか？

　土の中には細菌が多く存在しているため，感染のリスクがあります。室内外を問わず，怪我や虫刺され対策のためにも患肢をしっかりガード（長袖，ゴム手袋，長ズボン，ゴム長靴などを着用）し，手足が土に直接触れないように注意したうえで楽しんでください。
　上肢リンパ浮腫の場合は，腕が下がったままにならないようにプランタ

ーを台に乗せるなど，患肢の負担を軽減することも大切です。また，下肢リンパ浮腫では，しゃがみ続ける姿勢は患肢に負担がかかるため，低い椅子に腰かけるなど工夫して行いましょう。

Q14 飛行機に乗ってもよいですか？

　飛行機に乗ったからといって必ず腫れるわけではありませんが，搭乗中に長時間同じ姿勢でいるとリンパ液の流れは滞りやすくなります。リンパ浮腫を発症している場合は，弾性着衣を着用したうえで，グーパー運動などできるだけこまめに患肢を動かすようにしましょう。飛行機に限らず，自動車や列車，映画館など，腕や脚を下げたまま長時間同じ姿勢でいる環境でも，同様の対処が必要です。

　また，旅行や出張の際，重い荷物がある場合にはキャリーバッグなどを利用して，できるだけ患肢に負担をかけないようにしましょう。

Q15 山登りに行ってもよいですか？

　同行する方のサポートが得られる環境であれば差し支えありません。重いリュックサックを背負うと肩回りのリンパ還流が停滞し，患肢に負担がかかるので避けましょう。また，下肢に大きく負担がかかると浮腫が増悪する原因となることもあるため，無理のない範囲で楽しむようにしましょう。

Q16 マッサージや鍼・灸を受けてもよいですか？

　治療院やエステサロンなどで行われる，もみほぐすような力強いマッサージは，リンパ浮腫の予防や治療の効果はなく，かえってリンパ浮腫を発症・悪化させる可能性があります。やむを得ない場合は患肢周辺を避けて施術を受けましょう。

　患肢周辺の鍼（はり）・灸（きゅう）は，感染を起こす危険があるのでやめたほうが無難です。

Q17 テニスをしてもよいですか？

　とくに問題はありませんが，上肢リンパ浮腫の場合，テニスやゴルフなど，患肢に瞬発的に強い遠心力がかかる運動は，重力の影響でリンパ液の流れが悪くなりやすいため，浮腫の発症や増悪するきっかけとなることも

附録①

患者・家族のよくあるQ&A

あります。プレイの際は，弾性着衣を着用し休息をとりながら，患肢に負担をかけすぎないように注意しましょう。いずれにせよ，怪我をしないように注意してください。

Q18 車の運転をしてもよいですか？

下肢リンパ浮腫の場合は，足を下ろしたまま同じ姿勢でいると病状を悪化させやすいので，患肢を動かすことを忘れずに休憩をとりながら，運転しましょう。長時間の移動の際は，途中でドライバーが交代できるような環境が理想的です。

Q19 重い物を持ってはいけないのは，上肢リンパ浮腫だけですか？

上肢・下肢リンパ浮腫のどちらでも，弾性着衣を着用していれば重いものを持ってもリンパ浮腫が発症したり増悪したりしないことがわかっています。しかし，予防目的で弾性着衣を着用することがないので，実生活では，荷物は健側で持つようにしましょう。

下肢リンパ浮腫の場合，負荷は直接的な原因にはならないものの，両下肢に負担がかかることは事実です。そのような意味では，肥満は常時重い荷物を背負っているのと同じなので，標準体重を保つように心がけましょう。

Q20 弾性着衣は1日中着用しなければなりませんか？

弾性着衣は，基本的に朝起きたときから，夜入浴するまで着用し，就寝時は外して構いません。朝は，忙しいからといって家事を終えてから着用すると，すでに浮腫が増悪しているため，必ず起きてすぐに着用してください。夜も，家事は入浴前に済ませて，就寝の直前に外すようなライフサイクルを習慣づけましょう（Q4参照）。

Q21 弾性着衣は洗濯機で洗ってもよいですか？

手洗いが基本ですが，洗濯機を使う際はネットに入れてやさしく洗いましょう。柔軟剤や漂白剤，乾燥機，直射日光は劣化の原因となるため厳禁です。使用している弾性着衣の取り扱い説明書を必ず確認して，治療効果が保てるように手入れを行いましょう。

Q22 弾性着衣が伝線してしまいましたが購入して1カ月しか経っていません。まだ着用できますか？

弾性着衣は，破れたり伝線したりしてしまうと適切な着圧を保つことができませんので，新しく購入することをお勧めします。弾性着衣は正しい装着と管理方法を習得すれば，半年間は治療効果を保って使えますので，傷みやすいと思うときには取り扱い方法を見直しましょう。また，爪などで引っかけて伝線しないようにゴム手袋を使用することもお勧めします。

Q23 夏用の弾性着衣はありますか？

弾性着衣に夏用・冬用の区別はありません。ただ，メーカーによっては薄手の弾性着衣を作っているところもあるので，圧迫力や素材が合えば試してみるとよいでしょう。また，夏は少し圧を下げた弾性着衣を使用するなど，季節に合わせて工夫してみることもよいでしょう。

Q24 弾性着衣はリンパ浮腫であれば保険が適応されるのですか？

2018年1月現在のところ，特定の悪性腫瘍（がん）の手術で広汎なリンパ節郭清を行った後に四肢に浮腫が起こった場合のみが適応となっています（p222～223参照）。また，原発性リンパ浮腫の場合は保険適用がありません。

Q25 弾性着衣は保険適応で何枚でも買えますか？

2008年4月から療養費として保険が適応になり，洗い替えを考慮して弾性着衣は半年に2枚，弾性包帯の場合は2セットまで購入できます。上肢リンパ浮腫の弾性着衣では，グローブとスリーブそれぞれ2枚ずつを購入できます。ただし，1枚購入したら，あと1枚は半年経たないと療養費扱いとならないので購入のしかたに注意してください。

Q26 弾性包帯を療養費扱いで購入しました。集中治療で患肢が小さくなったので，ストッキングを購入したいのですが，半年後でないと保険を適応することができないのですか？

包帯による圧迫が奏効した場合は，装着指示書に医師が事由を記載すれば弾性着衣を新たに療養費で購入することができます。しかし，療養費の

附録① 患者・家族のよくあるQ&A

215

申請は，基本的には前回の申請から半年後となります。例外の取り扱いについては，各保険者に問い合わせてみるとよいでしょう。

Q27 アルコールを飲んでもよいですか？

肥満防止の観点からも暴飲暴食は慎みましょう。飲みすぎて「のどは乾くのに身体が腫れぼったい」という経験をしたことはありませんか？　一般にアルコールを多飲すると血中のアルコール濃度を薄めるために，血管内に水分を取り込もうとするので，余分な水分を体外に排出できず浮腫が増悪することがあります。翌日からはまた節制して，体重・体調の管理をしてください。

Q28 水分はとらないほうがよいですか？

水分はしっかり補給しましょう。リンパ浮腫は水だけが溜まって生じるものではなく，水分の摂取量によって病状が変化することはありません。

Q29 台所仕事をしていると足が腫れてきます。なぜですか？

台所仕事に限らず，立った姿勢のままでいると液体は重力によって下の方に溜まっていき，その結果として足が腫れやすくなります。この現象は浮腫でもリンパ浮腫でも同じですので，立ち仕事が続くときは，つま先立ちや足踏み運動など，こまめに足を動かすようにしましょう。太ももやふくらはぎの筋肉を意識して行うと効果的です。

Q30 腕のリンパ浮腫ですが，針仕事をしてもよいですか？

弾性着衣を着用したまま，怪我に注意のうえ作業してください。患肢を針で刺してしまうようなことがあると，感染の原因になります。その場合は流水下で血を絞り出し，十分に消毒して感染（蜂窩織炎）の予防に努めましょう。また，腕を長時間じっと下げた状態を続けずに，休息をとりながら，作業の合間に肩回しや腕の上げ下げなどを行いましょう。

Q31 脚のリンパ浮腫です。正座をしてもよいですか？

正座や膝を曲げてしゃがみ込む姿勢は，血管やリンパ管を圧迫して流れが滞り，リンパ浮腫を生じたり悪化させたりすることがありますので，極

力避けてください。

Q32 家にいるときは，どんな姿勢がよいですか？

理想的には患肢を少しだけ（座布団1枚分程度）高くしてくつろぐことです。

上肢リンパ浮腫の人がソファに座る場合，患肢をソファのひじ掛けに乗せたり，クッションを膝に置いた上に腕を乗せるなどして，患肢を下げない工夫をしましょう。下肢リンパ浮腫の人がソファに座るときはオットマンなどを用意して，両足を乗せましょう。職場でも机の下に脚乗せ用の台（浴室の小さなイスなど）があると便利です。

Q33 ボディスーツを着用してもよいですか？

着圧の強い衣服は表層のリンパ液が停滞して流れにくくなってしまうので，極度に身体を締めるのは控えましょう。やむを得ない場合は，ソフトタイプで身体に食い込み痕が残らないものを着用してください。

Q34 腕や脚のムダ毛は処理してもよいですか？

リンパ浮腫を発症している患肢，とくに下肢は多毛，剛毛になることがあります。ムダ毛処理は，できるだけ行わないほうがよいのですが，やむを得ない場合は皮膚を傷つけないように行ってください。具体的には，しっかりとシェービングクリームを塗ってから電気シェーバーを当て，処置後は十分に保湿します。毛抜きやテープ・ジェルなどによる脱毛は，毛根から細菌が侵入して炎症を起こす危険がありますし，脱毛クリームや脱色剤は薬剤の刺激が強すぎます。

Q35 怪我も虫刺されもないのに蜂窩織炎にかかってしまいました。なぜですか？

蜂窩織炎は，虫刺されや掻き傷，擦過傷など，出血を伴わない皮膚の破綻でも原因になり得ます。とくにリンパ浮腫を発症している部位は，高タンパク性の体液の貯留により，いったん侵入した細菌にとっては恰好の培地となりますので，免疫機能が低下しているときに発症・再燃しやすいといわれています。皮膚の状態や変化に敏感になる，睡眠を十分にとる，疲労を溜めずに休養をとるなどの習慣を心がけましょう。

附録①

患者・家族のよくあるQ&A

Q36 乳がんの術後に脚が腫れたり，子宮がんの術後に腕が腫れることがありますか？

　ありません。そのような症状がみられた場合は他の原因を調べる必要があるので，すぐに主治医に相談しましょう。

Q37 卵巣がんの術後で，左下肢にリンパ浮腫がありますが，右下肢も腫れることがありますか？

　あります。子宮がんや卵巣がんの手術では，骨盤内のリンパ節を主要な動脈に沿って両側とも郭清します。そのため，左右どちらの下肢も腫れる可能性があります。実際に2〜3割程度の人が両下肢のリンパ浮腫を発症するといわれていますので，左右差で比べて腫大がひどい側だけに気をとられていると，もう一方の発症を見逃すことがあります。周径の測定は必ず両側で行い，術前の測定値と比較しましょう。

Q38 左乳がんの術後で，左上肢にリンパ浮腫がありますが，右上肢も腫れることがありますか？

　ありません。その場合は他の原因（例えば右腋窩にリンパ節転移が生じたなど）を調べる必要があるので，すぐに主治医に相談しましょう。

Q39 子宮がんの術後ですが，まだリンパ浮腫は起こっていません。予防法はありますか？

　上肢の場合は予防的に圧迫をかけることはしませんが，下肢はもっとも下方に位置しており，重力にさらされています。着圧は治療用ほど強くなくて構わないので，市販のもので，着圧のあるストッキングを着用するとよいでしょう。

　その際は，リンパ節を郭清した部分から圧迫できるように必ずパンティストッキングを着用しましょう（ハイソックスを常用していると浮腫が大腿部に集中する場合があります）。感染を起こすとリンパ浮腫発症の原因にもなります。清潔を心がけ，怪我や虫刺されには十分注意しましょう。もし怪我をしたり虫に刺されてしまったら消毒し，感染していないか皮膚の状態に注意しましょう。

　また，体重増加は発症リスクとなるので，標準体重を意識した生活習慣を心がけましょう。

Q40 乳がんの術後ですが，まだリンパ浮腫は起こっていません。予防法はありますか？

患肢に感染（蜂窩織炎）を起こすと，それを機にリンパ浮腫発症の原因になります。常に皮膚の保湿と清潔を心がけ，怪我や虫刺されには十分注意しましょう。

軽い擦過傷や虫刺されでも十分に消毒し，しばらくは皮膚の状態に注意しましょう。出血を伴う場合は破綻した皮膚から細菌が侵入しやすいので，抗菌薬や消炎薬が必要な場合があります。すぐに主治医か皮膚科を受診しましょう。また，体重増加は発症リスクとなるので，標準体重を意識した生活習慣を心がけましょう。

Q41 リンパ浮腫の発症を早く見つける方法はありますか？

術前から腕や脚の周径を計測しておき，術後も定期的に測定を続けていれば，早期に発症に気づくことができます。術前に測定をしなかった場合には，現時点での両側の周径を計測しておくことをお勧めします（計測部位はp52参照）。

サイズに明らかな変化がなくても，体重増加，患肢の重だるさや衣服の痕が患肢だけ残るなどの些細なサインを見逃さないようにし，入浴時などに患肢の皮膚状態をチェックすることも早期発見に有効です。

Q42 リンパドレナージは毎日行わなくてはなりませんか？

専門的な実技を習得していないセラピストが行う，いわゆるシンプルリンパドレナージは，リンパ浮腫の予防効果も治療効果も証明されていませんので，行う必要はまったくありません。日常的なセルフケアとしては最低限，①入浴時にしっかり観察する，②スキンケア（保湿と保清）をする，③定期的に周径と体重の測定をする，の3つを継続することで十分です。

Q43 なぜ肥満はリンパ浮腫の危険因子なのですか？

肥満は残されたリンパ管の機能を低下させ，皮下組織に炎症や線維化とさらなる脂肪沈着をもたらすと考えられています。つまり，体重が増加するとリンパ浮腫に至るための悪いスパイラルに陥ることがあるため，リンパ浮腫の発症や増悪の原因となると考えられます。

標準体重を上回っている人は，リンパ浮腫を発症していなくてもまずは

附録① 患者・家族のよくあるQ&A

積極的にダイエットを心がけましょう。

Q44 手の力が弱くて，ストッキングをうまく着用することができません。どうすればよいですか？

弾性着衣を正しく着用するための補助具がありますので，いろいろ試して自分に合ったものを購入するとよいでしょう。また，チューブ包帯のように簡易的に装着できるものもあります（p104参照）。上手に併用して使用するなど，できるだけ圧迫療法を行えるように工夫しましょう。

Q45 メドマーやハドマーなどの空気圧ポンプは使ってもよいですか？

メドマーやハドマーなどの間欠的空気圧迫装置は，手足の末梢側から中枢側に向かって，加圧と除圧を繰り返しながらもみあげていく「マッサージ器」の一種です。美容機器として脚の疲労や腫大に対して使用されることも少なくありません。しかし残念ながら，リンパ浮腫治療に対する治療効果や予防効果は立証されておらず，標準的な治療選択肢とはいえません。もちろん圧迫療法や用手的リンパドレナージの代用にはなりません。疲労回復などを目的に使用する場合は，強い圧で長時間行うことを避けましょう。

Q46 手術のときに，病院で白いストッキングをもらいました。リンパ浮腫の治療に使ってもよいですか？

術中から術後早期の間に装着するストッキングは，深部静脈血栓症を予防するためのもので，リンパ浮腫用の弾性着衣に比べて圧が弱すぎますし，手術の種類によってはハイソックスの場合があります。リンパ浮腫の治療には，リンパ浮腫用のストッキングが必要です。

Q47 外反母趾や，ヘバーデン結節などによる関節の変形や痛みがあり，弾性着衣を長時間着用できません。どうしたらよいですか？

弾性着衣は，オーダーメイドでつくることもできます。詳細な採寸をして作製するので，自分のサイズや変形に合わせることができ，圧も部位による変更が可能です。そのため変形した関節の痛みに対して配慮することが可能です。金額について，オーダーメイドは既製品に比べて高価です。しかし部位に応じた最高額までは既製品同様に療養費扱いとなり，差額を加算した料金となるので，高いものでも定価の半額程度で入手できます。

■ リンパ浮腫指導管理料（算定方法）

> ＢＯＯＬ－７　リンパ浮腫指導管理料　　　　　　　　　　　　　　　　　　　　100点
>
> 注1　保険医療機関に入院中の患者であって，子宮悪性腫瘍，子宮附属器悪性腫瘍，前立腺悪性
> 腫瘍又は腋窩部郭清を伴う乳腺悪性腫瘍に対する手術を行ったものに対して，当該手術を
> 行った日の属する月又はその前月若しくは翌月のいずれかに，医師又は医師の指示に基づき
> 看護師，理学療法士若しくは作業療法士が，リンパ浮腫の重症化等を抑制するための指導を
> 実施した場合に，入院中1回に限り算定する。
>
> 2　注1に基づき当該点数を算定した患者であって当該保険医療機関を退院したものに対し
> て，当該保険医療機関又は当該患者の退院後において区分番号ＢＯＯ５－６の注1に規定す
> る地域連携診療計画に基づいた治療を担う他の保険医療機関（当該患者について区分番号Ｂ
> ＯＯ５－６－２に掲げるがん治療連携指導料を算定した場合に限る。）において，退院した日
> の属する月又はその翌月に注1に規定する指導を再度実施した場合に，当該指導を実施した，
> いずれかの保険医療機関において，1回に限り算定する。

〔厚生労働省告示第52号：診療報酬の算定方法の一部を改正する件（告示）；第2章 医学管理等，
2016．より抜粋〕

■ リンパ浮腫指導管理料（留意事項）

> ＢＯＯＬ－７　リンパ浮腫指導管理料
>
> （1）　リンパ浮腫指導管理料は，手術前又は手術後において，以下に示す事項について，個別
> に説明及び指導管理を行った場合に算定できる。
>
> 　　当該指導管理料は，当該指導管理料の算定対象となる手術を受けた保険医療機関に入院
> 中に当該説明及び指導管理を行った場合に1回，当該保険医療機関を退院した後に，当該
> 保険医療機関又は当該患者の退院後において区分番号「ＢＯＯ５－６」の「注1」に規定する
> 地域連携診療計画に基づいた治療を担う他の保険医療機関（当該患者について区分番号「Ｂ
> ＯＯ５－６－２」がん治療連携指導料を算定した場合に限る。）において当該説明及び指導管
> 理を行った場合にいずれか一方の保険医療機関において1回に限り，算定できる。
>
> ア　リンパ浮腫の病因と病態
> イ　リンパ浮腫の治療方法の概要
> ウ　セルフケアの重要性と局所へのリンパ液の停滞を予防及び改善するための具体的実施方法
> 　（イ）　リンパドレナージに関すること
> 　（ロ）　弾性着衣又は弾性包帯による圧迫に関すること
> 　（ハ）　弾性着衣又は弾性包帯を着用した状態での運動に関すること
> 　（ニ）　保湿及び清潔の維持等のスキンケアに関すること
> エ　生活上の具体的注意事項
> 　　リンパ浮腫を発症又は増悪させる感染症又は肥満の予防に関すること
> オ　感染症の発症等増悪時の対処方法
> 　　感染症の発症等による増悪時における診察及び投薬の必要性に関すること
>
> （2）　指導内容の要点を診療録に記載する。
> （3）　手術前においてリンパ浮腫に関する指導を行った場合であって，結果的に手術が行われ
> なかった場合にはリンパ浮腫指導管理料は算定できない。

〔保医発0304第3号：診療報酬の算定方法の一部改正に伴う実施上の留意事項について（通知）；別添
1（医科点数表），2016．より抜粋〕

■ 弾性着衣に係る官報（留意事項）詳細

保医発_第0321001号
平成20年3月21日

地方社会保険事務局長
地方厚生（支）局長
都道府県民生主管部（局）
国民健康保険課（部）長　　殿
都道府県老人医療主管部（局）
老人医療主管課（部）長

厚生労働省保険局医療課長

四肢のリンパ浮腫治療のための弾性着衣等に
係る療養費の支給における留意事項について

　四肢のリンパ浮腫治療のために使用される弾性ストッキング，弾性スリーブ，弾性グローブ及び弾性包帯（以下「弾性着衣等」と言う。）にかかる療養費の支給については，「四肢のリンパ浮腫治療のための弾性着衣等に係る療養費の支給について」（平成20年3月21日保発第0321002号）により通知されたところであるが，支給に当たっての留意事項は以下のとおりであるので，周知を図られたい。

記

1　支給対象となる疾病
　リンパ節郭清術を伴う悪性腫瘍（悪性黒色腫，乳腺をはじめとする腋窩部のリンパ節郭清を伴う悪性腫瘍，子宮悪性腫瘍，子宮附属器悪性腫瘍，前立腺悪性腫瘍及び膀胱をはじめとする泌尿器系の骨盤内のリンパ節郭清を伴う悪性腫瘍）の術後に発生する四肢のリンパ浮腫
　2　弾性着衣（弾性ストッキング，弾性スリーブ及び弾性グローブ）の支給
（1）　製品の着圧
　30mmHg以上の弾性着衣を支給の対象とする。ただし，関節炎や腱鞘炎により強い着圧では明らかに装着に支障をきたす場合など，医師の判断により特別の指示がある場合は20mmHg以上の着圧であっても支給して差し支えない。

（2）　支給回数

　1度に購入する弾性着衣は，洗い替えを考慮し，装着部位毎に2着を限度とする。（パンティストッキングタイプの弾性ストッキングについては，両下肢で1着となることから，両下肢に必要な場合であっても2着を限度とする。また，例えば①乳がん，子宮がん等複数部位の手術を受けた者で，上肢及び下肢に必要な場合，②左右の乳がんの手術を受けた者で，左右の上肢に必要な場合及び③右上肢で弾性スリーブと弾性グローブの両方が必要な場合などは，医師による指示があればそれぞれ2着を限度として支給して差し支えない。）

　また，弾性着衣の着圧は経年劣化することから，前回の購入後6カ月経過後において再度購入された場合は，療養費として支給して差し支えない。

（3）　支給申請費用

　療養費として支給する額は，1着あたり弾性ストッキングについては28,000円（片足用の場合は25,000円），弾性スリーブについては16,000円，弾性グローブについては15,000円を上限とし，弾性着衣の購入に要した費用の範囲内とすること。

3　弾性包帯の支給

（1）　支給対象

　弾性包帯については，医師の判断により弾性着衣を使用できないとの指示がある場合に限り療養費の支給対象とする。

（2）　支給回数

　1度に購入する弾性包帯は，洗い替えを考慮し，装着部位毎に2組を限度とする。

　また，弾性包帯は経年劣化することから，前回の購入後6カ月経過後において再度購入された場合は，療養費として支給して差し支えない。

（3）　支給申請費用

　療養費として支給する額は，弾性包帯については装着に必要な製品（筒状包帯，パッティング包帯，ガーゼ指包帯，粘着テープ等を含む）1組がそれぞれ上肢7,000円，下肢14,000円を上限とし，弾性包帯の購入に要した費用の範囲内とすること。

4　療養費の支給申請書には，次の書類を添付させ，治療用として必要がある旨を確認した上で，適正な療養費の支給に努められたいこと。

（1）　療養担当に当たる医師の弾性着衣等の装着指示書（装着部位，手術日等が明記されていること。別紙様式を参照のこと。）

（2）　弾性着衣等を購入した際の領収書又は費用の額を証する書類。

〔保医発第0321001号・課長通知：四肢のリンパ浮腫治療のための弾性着衣等に係る療養費の支給における留意事項について．より抜粋〕

■ リンパ浮腫複合的治療料（算定方法）

H007-4　リンパ浮腫複合的治療料

1　重症の場合　　　　　　　　　　　　　　　　　　　　　　　　　　　　　200点

2　1以外の場合　　　　　　　　　　　　　　　　　　　　　　　　　　　　100点

注1　　別に厚生労働大臣が定める施設基準に適合しているものとして地方厚生局長等に届け出た
　　　保険医療機関において，リンパ浮腫の患者に複合的治療を実施した場合に，患者1人1日に
　　　つき1回算定する。

　2　　1の場合は月1回（当該治療を開始した日の属する月から起算して2月以内は計11回）を
　　　限度として，2の場合は6月に1回を限度として，それぞれ所定点数を算定する。

〔厚生労働省告示第52号：診療報酬の算定方法の一部を改正する件（告示）；第2章 リハビリテーション，
2016. より抜粋〕

■ リンパ浮腫複合的治療料（留意事項）

H007-4　リンパ浮腫複合的治療料

（1）　リンパ浮腫複合的治療料は，区分番号「B001-7」リンパ浮腫指導管理料の対象とな
　　　る腫瘍に対する手術等の後にリンパ浮腫に罹患した患者であって，国際リンパ学会による
　　　病期分類Ⅰ期以降のものに対し，複合的治療を実施した場合に算定する。なお，この場合
　　　において，病期分類Ⅱ後期以降の患者が「1」の「重症の場合」の対象患者となる。

（2）　リンパ浮腫複合的治療料は，専任の医師が直接行うもの又は専任の医師の指導監督の下，
　　　専任の看護師，理学療法士若しくは作業療法士が行うものについて算定する。あん摩マッ
　　　サージ指圧師（当該保険医療機関に勤務する者であって，あん摩マッサージ指圧師の資格を
　　　取得後，2年以上業務に従事（うち6月以上は当該保険医療機関において従事）し，施設基
　　　準に定める適切な研修を修了したものに限る。）が行う場合は，専任の医師，看護師，理学
　　　療法士又は作業療法士が事前に指示し，かつ事後に報告を受ける場合に限り算定できる。
　　　いずれの場合も，患者1名に対し従事者1名以上の割合で実施する。

（3）　リンパ浮腫複合的治療料は，弾性着衣又は弾性包帯による圧迫，圧迫下の運動，用手的
　　　リンパドレナージ，患肢のスキンケア及び体重管理等のセルフケア指導等を適切に組み合
　　　わせ，「1」の「重症の場合」は1回40分以上，「2」の「1以外の場合」は1回20分以上行っ
　　　た場合に算定する。なお，一連の治療において，患肢のスキンケア，体重管理等のセルフ
　　　ケア指導は必ず行うこと。また，重症の場合は，毎回の治療において弾性着衣又は弾性包
　　　帯による圧迫を行うこと（圧迫を行わない医学的理由がある場合を除く。）。

（4）　当該保険医療機関において，直近1年間にリンパ浮腫指導管理料を50回以上算定してい
　　　ない場合は，リンパ浮腫の診断等に係る連携先として届け出た保険医療機関（直近1年間に
　　　リンパ浮腫指導管理料を50回以上算定しているものに限る。）においてリンパ浮腫と診断さ
　　　れ，リンパ浮腫の複合的治療を依頼する旨とともに紹介されたもの（B009 診療情報提供
　　　料（Ⅰ）を算定するものに限る。）についてのみ算定できる。

〔保医発0304第3号：診療報酬の算定方法の一部改正に伴う実施上の留意事項について（通知）；別添
1（医科点数表），2016. より抜粋〕

■ リンパ浮腫複合的治療料の施設基準（研修要件を含む）

第47の3の2　リンパ浮腫複合的治療料

1　リンパ浮腫複合的治療料に関する施設基準

（1）当該保険医療機関に，次の要件を全て満たす専任の常勤医師1名以上及び専任の常勤看護師，常勤理学療法士又は常勤作業療法士1名以上が勤務していること。

　　ア　それぞれの資格を取得後2年以上経過していること。

　　イ　直近2年以内にリンパ浮腫を5例以上経験していること。

　　ウ　リンパ浮腫の複合的治療について下記（イ）から（ハ）までの要件を全て満たす研修を修了していること。なお，座学の研修を実施した主体と実技を伴う研修＊を実施した主体が異なっても，それぞれが下記（イ）から（ハ）までの要件を全て満たしていれば差し支えない。

　　　　（イ）国，関係学会，医療関係団体等で，過去概ね3年以上にわたり医師，看護師，理学療法士又は作業療法士を対象とした教育・研修の実績があるものが主催し，修了証が交付されるものであること。

　　　　（ロ）内容，実施時間等について「専門的なリンパ浮腫研修に関する教育要綱」（厚生労働省委託事業「がんのリハビリテーション研修」リンパ浮腫研修委員会）に沿ったものであること。ただし，医師（専らリンパ浮腫複合的治療に携わる他の従事者の監督を行い，自身では直接治療を行わないものに限る。）については，座学の研修のみを修了すればよい。

　　　　（ハ）研修の修了に当たっては原則として試験を実施し，理解が不十分な者については再度の受講等を求めるものであること。

（2）当該保険医療機関が，直近1年間にリンパ浮腫指導管理料を50回以上算定していること。又は，リンパ浮腫の診断等に係る連携先として届け出た保険医療機関において，直近1年間にリンパ浮腫指導管理料を50回以上算定していること。

（3）当該保険医療機関又は合併症治療に係る連携先として届け出た別の保険医療機関において，入院施設を有し，内科，外科又は皮膚科を標榜し，蜂窩織炎等のリンパ浮腫に係る合併症に対する診療を適切に行うことができること。

（4）治療を行うために必要な施設及び器械・器具として以下のものを具備していること。

　　歩行補助具，治療台，各種測定用器具（巻尺等）

（5）治療に関する記録（医師の指示，実施時間，実施内容，担当者等）は患者ごとに一元的に保管され，常に医療従事者により閲覧が可能である。

2　届出に関する事項

　　リンパ浮腫複合的治療料の施設基準に係る届出は，様式43の7を用いること。

＊実施時間：座学33時間，医師以外の職種については加えて実技67時間の計100時間

〔保医発0304第2号：特掲診療料の施設基準等及びその届出に関する手続きの取扱いについて，2016．より抜粋〕

クリニカルパスの基本

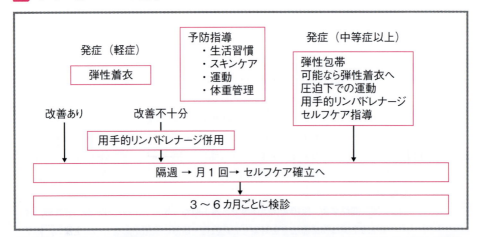

〔北村薫, 他：リンパ浮腫診療におけるPCAPS（Patient Condition Adaptative Path System）の導入. リンパ学 36：57〜59, 2013. より引用・改変〕

治療経過のパターン分類

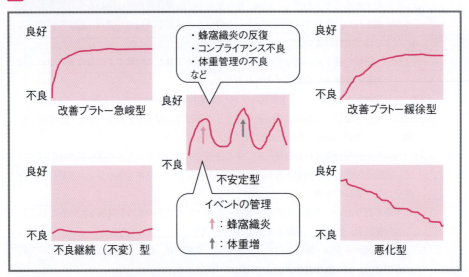

〔北村薫, 他：リンパ浮腫診療における患者状態適応型パスシステム（PCAPS）の有用性について. リンパ学 40：57〜59, 2017. より引用・改変〕

治療効果の判定

パターン	効果	継続性	判定
改善プラトー急峻型	○	○	有効
改善プラトー緩徐型	○	○	有効
不安定型	○	×	治療方針を再考
不良継続（不変）型	×	×	治療方針を再考
悪化型	×	×	治療方針を再考

〔北村薫, 他：リンパ浮腫診療における患者状態適応型パスシステム（PCAPS）の有用性について. リンパ学 40：57〜59, 2017. より引用・改変〕

臨床プロセスチャート

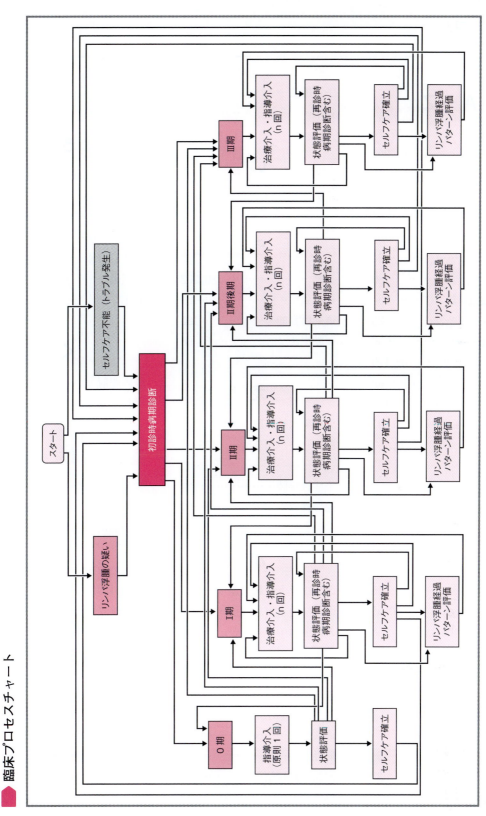

(日本リンパ浮腫学会編:リンパ浮腫診療ガイドライン2018年度版.金原出版,東京,2018.より引用・改変)

索 引

A～Z

ABPI …………… 53, 57, 79
BIAT ……………… 203
BIS ……………………53
BMI………………………69
CT検査 ……………………54
dermal backflow ……54
DVT ……………………24
FITT ……………… 180
Gate Control 説 ……… 134
GFR ……………………23
ICG検査……………………54
IPC ……………… 169, 170
ISL分類 ……………………62
Kinesio® Tex tape …… 195
Klippel-Weber 症候群 …31
LVA ……………… 192, 193
MLD ……………… 134, 135
MLLB…………………… 106
MRI検査 ……………………54
NYHA心機能分類 ………80
PDE ……………………54
ROM exercise ……………44
Starling's hypothesis ……16
Stemmer's sign……… 50, 51
Stewart-Treves 症候群 …48
TENS………………… 195
VLNT……………… 192, 193

あ

アカントーシス……………55
悪性黒色腫……………………37
悪性リンパ浮腫……………44
圧痕……………………23
圧迫圧……………………80

圧迫療法………… 55, 61, 78
甘爪……………………… 176

い

一次性リンパ浮腫…………30

う

運動 ……………… 180, 202
運動強度 …………… 181
運動耐容能 …………… 181
運動療法 …………… 61, 66

え

栄養障害性浮腫……………24
腋窩リンパ節郭清…… 33, 34
炎症……………………42
炎症性浮腫……………24
遠心性収縮……………67

か

改善プラトー緩徐型…… 226
改善プラトー急峻型…… 226
外部照射……………………40
化学療法……………………41
拡散……………………15
カルボーネン法………… 181
間欠的空気圧迫法……… 169
間質液…………………… 4
肝性浮腫……………………23
関節可動域制限………… 206
感染症……………………42
陥入爪…………………… 176
鑑別診断……………………56

官報………………… 221

き

起炎菌………………… 172
求心性収縮……………67
胸筋温存乳房切除術………33
胸腺 ……………… 20, 199
局所性浮腫……………24
筋収縮……………67
筋ポンプ作用………… 61, 66

く

腔内照射……………………40
クリニカルパス………… 226

け

蛍光リンパ管造影…………54
軽擦………………… 142
計測部位……………………52
繋留フィラメント…… 5, 137
外科治療………………… 192
血管外漏出……………17
血管神経性浮腫……………25
血管柄付きリンパ節移植術
………… 192, 193, 194
原発性リンパ浮腫…… 30, 69

こ

高圧酸素療法 ………… 196
膠質浸透圧 ……… 16, 21
コーピング ………… 200

さ

細小リンパ管……………… 6
採寸表… 87, 88, 96〜98, 100

し

子宮頸がん………… 34, 40
子宮体がん…………………35
糸球体濾過量………………23
自己測定……………………51
視診…………………………48
姿勢…………………………64
自動運動…………………180
自動介助運動……………180
自動収縮……………………20
脂肪吸引術………… 192, 194
脂肪性浮腫…………………24
周径計測……………………51
集合リンパ管……… 6, 10, 61
集中的排液期………………78
主観的運動強度…… 181, 182
受動収縮……………………20
小循環……………………… 3
静脈………………………2, 4
静脈角……………………… 7
静脈還流不全………………24
静脈性浮腫…………………24
上腕・足関節血圧比………53
ショートストレッチ包帯
……………………… 107
心性浮腫…………… 22, 206
腎性浮腫……………………23
心臓………………………… 2
身体カセクシス…………203
浸透圧……………… 15, 21
真皮…………………………11

深部静脈血栓症……… 24, 48
シンプルリンパドレナージ
……………………………66

す

スキンケア………… 60, 172
スクープテクニック
……………………… 138, 139
スターリングの仮説… 16, 17
ステーショナリーサークル
……………………… 136, 137
ストッキング採寸表………88
ストレスマネジメント… 200
スポーツ…………… 65, 68

せ

静水圧………………………16
生体インピーダンス………53
正中分水嶺……………… 145
接触性皮膚炎…………… 173
セルフエクササイズ………70
セルフケア指導……………66
全身性浮腫…………………22
浅層リンパ管………………6, 7
センチネルリンパ節生検…32
先天性リンパ浮腫…………31
前立腺がん…………………41

そ

早発性リンパ浮腫…………31
象皮症……………… 48, 49
続発性リンパ浮腫
……………… 32, 43, 51, 69
組織圧………………………20

組織液… 4, 21, 30, 48, 55, 134
組織間隙…………………… 4
組織切除術………… 192, 194
組織内照射…………………41

た

体重管理…………… 63, 189
大循環……………………… 3
タキサン系抗がん剤
………………… 41, 206, 207
多層包帯法… 63, 78, 79, 106
他動運動…………………180
他動的ROM ………………44
多毛………………… 48, 49
段階的勾配圧……… 80, 81
弾性着衣… 61, 78, 79, 80, 84,
85, 86, 106, 222
弾性包帯……… 61, 114, 117
弾性包帯キット………… 106

ち

チューブ包帯…………… 132
超音波検査…………………54
直腸がん……………………41
治療経過………………… 226

つ

筒状包帯…………… 108, 112

て

低アルブミン血症…… 23, 24
抵抗運動…………………180
低出力レーザー療法…… 195

と

動作の強度……………………68
等尺性収縮……………………67
等張液…………………………15
疼痛管理……………………195
動脈…………………………2, 4
ドセタキセル………………206
ドップラー超音波検査
　　………………………56, 57

に

二次性リンパ浮腫………………32
乳がん……………………32, 39
乳び槽……………………………7

の

伸び硬度………………………83

は

廃用症候群……………………25
麦穂帯………………………110
白癬菌………………………172
パッティング包帯…………108
バトラー……………………104
汎適応症候群………………199
晩発性リンパ浮腫……………32

ひ

ピアノテクニック…138, 139
皮下組織………………………12
泌尿器系がん…………………36
皮膚……………………………9

皮膚所見………………………50
肥満………… 43, 64, 69, 189
日焼け………………………174
病期分類………………………55
標準体重………………………43
表皮……………………………11
平編み……………………83, 84
貧毛症-リンパ浮腫-毛細血管
　　拡張症候群………………31

ふ

不安定型……………………226
フィラリア感染………………32
負荷運動………………………67
複合的治療………………60, 78
腹式呼吸……………148, 201
浮腫の要因……………………22
物質交換………………………14
不良継続（不変）型…… 226
分水嶺………………………145

へ

ベルクロラップ式弾性着衣
　　………………………………86

ほ

防衛反応……………………198
蜂窩織炎…… 42, 43, 65, 172
放射線障害……………………38
放射線照射……………………37
ほぐし手技…………………140
保湿…………………………173
ボディイメージ……………203
ポンプテクニック… 137, 138

ま

巻き爪………………………176
丸編み……………………83, 84
慢性ストレッサー…………199

み

水置換法………………………52
密封小線源療法………………41
脈管……………………………3
ミルロイ（Milroy）病……31

め

メージェ（Meige）病……31

も

毛細血管…………… 4, 14, 17
毛細リンパ管… 5, 6, 61, 137
毛嚢炎………………………174
問診……………………………48

や

薬剤性浮腫……………………23

ゆ

有酸素運動…………………180
有窓型毛細血管…………18, 19
有リスク期……………………55
指包帯………………108, 111

よ

用手的リンパドレナージ
　‥‥‥‥‥‥‥‥　61, 134
抑うつ‥‥‥‥‥‥‥‥　204

ら

螺旋帯‥‥‥‥‥‥‥‥　110
ラプラスの法則‥‥‥‥　106

り

利尿薬‥‥‥‥‥‥‥‥‥64

リラクゼーション‥‥‥　201
リンパ液‥‥‥‥‥‥‥‥　7
リンパ管‥‥‥‥　5, 8, 19, 61
リンパ管炎‥‥‥‥‥‥‥43
リンパ管細静脈吻合
　‥‥‥‥‥‥‥‥　192, 193
リンパシンチグラフィ‥‥54
リンパ節‥‥‥‥‥‥‥‥　7
リンパ浮腫指導管理料‥‥‥60
リンパ浮腫-睫毛重生症候群
　‥‥‥‥‥‥‥‥‥‥‥31
リンパ浮腫複合治療料‥　224
リンパ本幹‥‥‥‥‥‥‥　7
リンパ漏‥‥‥　48, 49, 207, 208

ろ

濾過‥‥‥‥‥‥‥‥‥‥15
ロータリーテクニック‥　138
ロングストレッチ包帯‥　108

わ

綿包帯‥‥‥‥　108, 112, 116
腕神経叢麻痺‥‥‥‥　206, 207

JCOPY	〈(社)出版者著作権管理機構 委託出版物〉

　本書の無断複写は著作権法上での例外を除き禁じられています。
複写される場合は，そのつど事前に，下記の許諾を得てください。
(社)出版者著作権管理機構
TEL.03-3513-6969　FAX.03-3513-6979　e-mail：info@jcopy.or.jp

エビデンスに基づいた
リンパ浮腫実践ガイドブック
基本手技と患者指導

定価（本体価格 3,200 円＋税）

2018 年 3 月 15 日　　第 1 版第 1 刷発行

監 修	北村　　薫
発行者	佐藤　　枢
発行所	株式会社　へるす出版
	〒164-0001　東京都中野区中野 2-2-3
	☎ (03) 3384-8035〈販売〉
	(03) 3384-8155〈編集〉
	振替 00180-7-175971
	http://www.herusu-shuppan.co.jp
印刷所	広研印刷株式会社

© Kaoru KITAMURA, 2018, Printed in Japan　　　　　　〈検印省略〉
落丁本，乱丁本はお取り替えいたします。
ISBN 978-4-89269-943-6